Helena Rohen

Die Struktur der Sprache als Schlüssel zur Kommunikation mit Schizophrenen

Helena Rohen

Die Struktur der Sprache als Schlüssel zur Kommunikation mit Schizophrenen

„Referenz“ und „Prädikation“ in der Gesprächsstrategie

Frank & Timme
Verlag für wissenschaftliche Literatur

Umschlagabbildung © kelifamily – stock.adobe.com

ISBN 978-3-7329-0523-2
ISBN E-Book 978-3-7329-9476-2

Herstellung durch Frank & Timme GmbH,
Wittelsbacherstraße 27a, 10707 Berlin.
Printed in Germany.
Gedruckt auf säurefreiem, alterungsbeständigem Papier.

www.frank-timme.de

Inhaltsverzeichnis

Einleitung

Es ist allgemein bekannt, dass Gespräche mit Schizophrenen oft in eine Sackgasse führen (Rohen 2016). Diese brechen u. a. durch plötzliche Sperrungen, Blockaden, Gedankensprünge, Themenwechsel oder Inkohärenzen bis Zerfahrenheit ab.

Das Ziel der vorliegenden Untersuchung ist zu zeigen, dass **in der Struktur der Sprache selbst und in der Dialogweise, die diese berücksichtigt, Lösungsmöglichkeiten dazu liegen.** Die Gesprächsstrategie zur Überwindung dieser Kohärenzbrüche, entworfen in Rohen 2016, wird in dieser Untersuchung vertieft und ergänzt durch das Wiederholen des sog. ‚Referenz' – oder ‚Prädikationsteiles' aus Sicht der Linguistik.

Die ursprüngliche Idee dazu entstand fast zufällig in der Nervenarztpraxis meines Mannes Dr. Rohen. Dort hatte ich im Wartezimmer oft Gelegenheit zu spontanen Gesprächen – auch mit schizophrenen Patienten.

Als Linguistin habe ich dann die Ideen aus diesen Gesprächen in einer Nervenklinik wöchentlich über ein halbes Jahr mit fünf Schizophrenen zu einer Systematik geformt, vertieft und analysiert (Rohen 2016).

Meine recht einfache linguistische Gesprächsstrategie aus therapeutischer Distanz ist vermutlich auch für Therapeuten im Umgang mit Schizophrenen hilfreich, weil sie offensichtlich spannungslösend wirkt, wie in den folgenden Kapiteln gezeigt wird.

In „**Gespräche mit Schizophrenen**" (Rohen 2016) befasse ich mich mit den **kommunikativen Möglichkeiten und Grenzen von Menschen mit schizophrenen Störungen**. Weil Schizophrene oft nicht für Kohärenz, d. h. die Verbindung von Sätzen mit den vorausgehenden und nachfolgenden Dialogteilen sorgen, gilt eine kohärente Kommunikation mit ihnen als schwierig (Goffmann 1972; 1974, S. 207, s. auch Käsermann 1983 und Authaler 1996 u. 2015. Vergl. dazu auch Bemühungen in der Psychosenpsychotherapie: Bock/Heinz 2016 u. Lempa/Häbler/Montag 2016).

Das Thema in der Untersuchung war

1. einerseits die **Kohärenzdefinition, ihre Erweiterung und das Darstellen und Definieren von Kohärenzbrüchen** (Rohen 2016, s. S. 33–38)

2. andererseits die **Entwicklung einer Gesprächsstrategie zur Überbrückung dieser Brüche in den geführten Gesprächen** (Rohen 2016, s. S. 39–109).

Dabei habe ich mich auf die Fragestellung konzentriert **unter welchen Gesprächsbedingungen und Erwartungen des schizophrenen Gesprächspartners Gespräche trotzdem möglich sind.** Das Krankheitsverständnis beziehe ich auf die Affektlogik von Luc Ciompi (1982, 1999, 2013, 2015).

Aus diesen Überlegungen heraus wird eine Gesprächsstrategie vorgeschlagen, **die zunächst darauf verzichtet, Kohärenz herzustellen, sondern den Patienten ermutigt, seinen Erzählfaden weiterzuführen** (Rohen 2016, s. S. 24–33). Dies geschieht in der Regel durch das einfache **Wiederholen des Referenzteils einer Äußerung** (s. Kap. 3).

In Rohen 2016 sollte aber weder auf den sog. ‚Referenzteil' noch auf den sog. ‚Prädikationsteil' selbst eingegangen werden. Dies wird in der folgenden Untersuchung aufgezeigt und begründet:

Die Sprache verfügt über zwei strukturelle Möglichkeiten: die des **Benennens** und die des **Tuns**, nämlich die der ‚Referenz' und die der ‚Prädikation'. (**Worüber** etwas gesprochen wird, ist der **Referenzteil**, **‚Benennen'**, und **was gesprochen wird** ist der **Prädikationsteil ‚Tun'**). Das **Benennen** wird durch das **Substantiv** (Wortart, im Satz Nominalteil), das **Tun** durch das **Verb** (Wortart, im Satz Verbalteil) ausgedrückt. Gerade diese **Verschiedenheit in der Struktur der Sprache**, **‚Referenz' und ‚Prädikation'** ist der Gegenstand der vorliegenden Untersuchung, die wie folgt in fünf Kapitel gegliedert wird:

1. **Im ersten Kapitel** werden die **Schwierigkeiten Schizophrener Gespräche zu führen**, in Bezug auf die Affektlogik von Luc Ciompi besprochen.

2. **Im zweiten Kapitel** gehe ich zunächst auf die **Unterschiede zwischen dem Substantiv und dem Verb (Wortebene)** in den verschiedenen Forschungsrichtungen ein – auch in Bezug auf **den Spracherwerb**.

3. **Im dritten Kapitel** wird zunächst die innerseelische Entwicklung des Kindes nach Daniel Stern (2013) in 3.1 dargestellt. Im Anschluss daran wird meine Gesprächsstrategie in Bezug auf die „Zweiteilung" der Struktur der Sprache in 3.2 erörtert.

4. **In Kapitel vier** veranschauliche ich anhand der Beispiele in Rohen 2016, wie dieser strukturelle Unterschied der Sprache in der Gesprächsführung angewandt wird.

5. **Im Kapitel fünf** werden dann die Ergebnisse meiner Gesprächsführung zusammengefasst, in der systematisch die strukturelle Verschiedenheit der Sprache genutzt wird.

1 Die fünf Thesen der Affektlogik im Überblick

In den vorliegenden Ausführungen werden die fünf Thesen der Affektlogik von Luc Ciompi kurz skizziert, (wie in Rohen 2016 ausführlich besprochen). Anschließend wird auf dieser Grundlage sein Schizophrenieverständnis durch diese beleuchtet.

Die fünf Thesen der Affektlogik:

1. Die Grund- und Ausgangsthese der Affektlogik ist das Postulat, **dass in sämtlichen psychischen Leistungen affektive und kognitive Komponenten untrennbar zusammenwirken** (Ciompi 2013, S. 16, s. auch Rohen 2016, S. 15).

2. Die zweite These (Ciompi 2013, S. 22ff.) lautet, dass **Affekte alles Denken und Verhalten nicht nur begleiten, sondern zum guten Teil auch leiten**. Einerseits beeinflussen sie den Fokus von Wahrnehmung und die Auswahl von affektkonformen Gedächtnisinhalten. Sie steuern das kombinatorische Denken[1] und bilden das Denkgebäude je nach Affektstimmung (Rohen 2016, S. 16).
   Andererseits gibt es laut Ciompi (1999b, S. 74) auch **affektspezifische Operatorenwirkungen**:

   - **Neugier und Interesse stimulieren die emotionalen Energien** und **richten sie auf bestimmte Gegenstände**.
   - Im Gegensatz dazu führt **Angst zu Distanzierung und zum Rückzug**.

1 Das Verbinden der strukturbildenden Elemente miteinander zu einem affektkonformen Denkgebäude.

- **Wut, Zorn und Aggressivität** setzen **Grenzen** – oft ohne Rücksicht auf andere. Solche **Grenzüberschreitungen** führen dann häufig zu **Konflikten.**
- **Freude und Liebe** schaffen **Bindungen und Nähe.**
- Durch **Trauer werden schließlich Bindungen gelöst.**

3. Die **dritte These** besagt, „dass **situativ zusammengehörige Gefühle, Wahrnehmungen und Verhaltensweisen sich im Gedächtnis zu funktionellen Einheiten im Sinne von integrierten Fühl-, Denk- und Verhaltensprogrammen**" **(abgekürzt FDV-Programme) verbinden** (Ciompi 2013, S. 29ff.).

4. Die **vierte These** der Affektlogik von Ciompi lautet: „**Im Größten das Kleinste im Kleinsten das Größte**" oder, „**die Psyche ist fraktal strukturiert**", (Ciompi 2013, S. 32ff.). Hier noch als Beispiel zur Klärung des Begriffs **Fraktalität:** Die unter der zweiten These beschriebenen Operatorwirkungen der Affekte sind sog. selbstähnlich am Werk auf das Denken und alle anderen kognitiven Funktionen (Wahrnehmung, Aufmerksamkeit, Gedächtnis, kombinatorisches Denken, Entscheiden) nicht nur auf dem **individuellen Niveau** von intrapsychischen „Gedankengängen" und „Eigenwelten", sondern auch auf dem **Niveau von Paaren, Gruppen, Familien und größeren Kollektiven, vom Betrieb zu ganzen Nationen und Zivilisationen.**

5. Die **fünfte These** fasst die vier vorausgehenden zusammen: **„Affekte sind die Motoren und Organisatoren aller psychischen und sozialen Entwicklung"** (Ciompi 2013, S. 35f.). Die **Interaktion von Kognition und Emotion spielt dabei eine zentrale Rolle.**

Zusammengehörende Gefühle, Wahrnehmungen und Verhalten (sog. FDV-Programme)

In den folgenden Ausführungen wird gerade auf die 3. These der Affektlogik eingegangen, weil sie in meiner Gesprächsstrategie eine zentrale Rolle spielt. Unter den **FDV-Programmen** versteht Ciompi, dass **sich die**

situativ zusammengehörenden Gefühle, Wahrnehmungen und Verhaltensweisen immer wieder aktualisieren, differenzieren und gegebenenfalls auch modifizieren. Diese sog. **‚FDV-Programme'** entstehen nach ihm **in der frühen Kindheit aus festen persönlichen Bindungen** (meistens Mutter-Kind-Beziehung). Aus diesen entwickeln sich dann nach Ciompi u. U. **lebenslange situations- und persönlichkeitstypische Verhaltensmuster**, (z. B. das Kind, das einmal seinen Finger verbrannt hat, scheut das Feuer).

Keine zusammengehörenden Gefühle, Wahrnehmungen und Verhalten (keine sog. FDV-Programme)

Wenn aber keine Stabilität in den persönlichen Bindungen herrscht, kann daraus eine unklare Strukturierung zwischen Fühlen, Denken und Verhalten (den angesprochenen FDV-Programmen) folgen. Es entstehen keine festen Verbindungen zwischen den Kognitionen und Affekten. Diese sind auch nicht konform miteinander (s. Ciompi 2013, S. 29ff.)

Zur Veranschaulichung folgendes Beispiel von Searles (1959) in Ciompi (1982, S. 304f.), in dem der betreffende Patient glaubt, dass er **mehrere Mütter** hat (Rohen, 2016, S. 24f.).

> **Beispiel:**
> Die inzwischen verstorbene Mutter eines anderen Schizophrenen wurde von dessen Geschwistern als völlig unberechenbar beschrieben; z. B. konnte sie von der Synagoge mit einem seligen Gesichtsausdruck nach Hause kommen als wäre sie in ein freudiges geistiges Erlebnis vertieft und zwei Minuten später einem ihrer Kinder einen Kochtopf auf den Kopf schmeißen. Manchmal war sie zu unserem Patienten herzlich und liebevoll und fiel im nächsten Augenblick in bösartige Beschuldigungen oder schwere Züchtigungen über ihre Kinder her. Der Patient, der zur Zeit der Einleitung meiner Therapie mehrere Jahre an paranoider Schizophrenie gelitten hatte, brauchte mehr als 3 Jahre intensiver Psychotherapie, ehe er die Wahnvorstellungen aufgeben konnte. Er habe nicht nur eine Mutter, sondern verschiedene. Immer wieder konnte er meinen Hinweis auf ‚Ihre Mutter' zurückweisen und protestierte, er habe

niemals nur eine Mutter gehabt. Einmal erklärte er ernsthaft und völlig überzeugend: ‚Wenn sie das Wort Mutter gebrauchen sehe ich vor mir eine Prozession von Frauen von denen jede einen anderen Gesichtspunkt repräsentiert!'

Es ist nachfühlbar, dass der Heranwachsende hier (und in ähnlichen Fällen) sich leicht wie auf dem Glatteis **fühlt, ohne Halt und Zusammenhang zwischen Fühlen, Denken und Verhalten**. Bei dem obigen Patienten teilt sich der Begriff ‚**Mutter**' einmal in ‚**Mutter selig**', einmal ‚**Mutter froh**', einmal ‚**Mutter rasend**', einmal ‚**Mutter wutentbrannt**', mit der Bratpfanne in der Hand. Bei dem Patienten haben sich im **Gedächtnis keine funktionellen Einheiten im Sinne von FDV-Programmen gebildet**. Die dazu notwendigen **situativ zusammengehörigen Gefühle, Wahrnehmungen und Verhaltensweisen** haben bei der Bezugsperson (bei der Mutter) gefehlt, weil die **Affekte und Handlungen der Mutter ständig gewechselt haben**. Bei dem Patienten hat sich daraus eine **widerspruchsvolle Eigenwelt** mit **mehreren Müttern entwickelt**.

Für Ciompi sind **Schizophrene vulnerable Menschen**, bei denen sich **emotionale Spannungen** kritisch erhöhen können. Nach der **zentralen Hypothese** der Affektlogik (Ciompi 1999a, S. 225–229 und Ciompi 2015) können **die kritisch erhöhten emotionalen Spannungen bei vulnerablen Menschen einen sog. nichtlinearen Phasensprung oder das Umschlagen von einer normalen in eine psychotische Funktionsweise provozieren**.

Nach Ciompi besteht bei Schizophrenen außerdem ein **Defizit im kombinatorischen Denken.**[2] Ebenso haben sie Schwierigkeiten in der **Nähe-Distanz-Regulierung** und im **Beantworten von Fragen sowie darin, ihre eigenen Aussagen in Frage zu stellen oder sie zu filtern.**

In meiner Gesprächsstrategie berücksichtige ich diese Schwierigkeiten, was im Kapitel 3 ausführlich gezeigt wird in Bezug auf die **Zweiteilung der Struktur der Sprache in Substantivteil** und **in Verbalteil**, in ‚**Referenz**' und in ‚**Prädikation**'.

Im folgenden Kapitel (Kap. 2) wird zunächst auf den Unterschied zwischen dem Substantiv und dem Verb eingegangen.

2 Das Defizit strukturbildende Elemente miteinander zu einem affektkonformen Denkgebäude zu verbinden.

2 ‚Substantiv' und ‚Verb' oder die „Zweiteilung der Struktur der Sprache" in verschiedenen Forschungsrichtungen

2.1 ‚Substantiv' und ‚Verb' in verschiedenen Forschungsrichtungen

Auf ‚**Substantiv**' und ‚**Verb**' wird in fast allen Forschungsrichtungen, die sich mit der menschlichen Sprache beschäftigen, Bezug genommen:

- Im **Spracherwerb** mehr **linguistisch** betrachtet von Jürgen Dittmann (2002)
- Im **Spracherwerb** eher **‚ganzheitlich**' gesehen von Butzkamm/Butzkamm (2008). Für diese beiden Autoren ist **die Sprache der Schlüssel zum Menschsein** schlechthin.
- In der **Entwicklungspsychologie** wird das Augenmerk auf die **Intersubjektivität** im Laufe verschiedener Stadien in der Sprachentwicklung gelegt, u. a. von D. Stern (2013) (s. dazu Kap. 3).
- Auch im **Neurolinguistischen Programmieren** von Bandler/Grinder (1981) spielt **der Unterschied zwischen ‚Substantiv' und ‚Verb'** oder **‚Benennen' und ‚Tun'** therapeutisch eine wesentliche Rolle. Bandler/Grinder arbeiten auf der Satzebene mit der **Verbalphrase** (VP) kontra **Nominalphrase** (NP) auf der Grundlage der **generativen Transformationsgrammatik von Noam Chomsky**. Die therapeutische Bestrebung im **neurolinguistischen Programmieren ist weg vom bloßen Benennen (Nominalphrase) in die Bilderwelt der Verbalphrase**.
- Ganz ähnlich sieht es auch **W. Blankenburg** (1984) in seiner eher **sprachphilosophisch orientierten Betrachtung**. Für Blankenburg ist das **‚Substantiv' in sich gekapselt. Im Gegensatz zum Substantiv öffnet das Verb dynamisch freie Bewegungs- und Erlebnisräume.** (Blankenburg 1976, S. 115)

- In der Linguistik bildet das **Verb in der ‚Valenztheorie' den Mittelpunkt**, von dem das **Substantiv syntaktisch** abhängt (Lenk 2015).

2.2 Spracherwerb

In den folgenden Betrachtungen gehen wir zunächst genauer auf den Spracherwerb (hier: Erstspracherwerb) ein.

2.2.1 Spracherwerb nach J. Dittmann (2002)

Das Alter, in dem die Kinder die ersten Laute äußern, variiert sehr stark. Durchschnittlich kommt es nach den ersten Wörtern mit etwa 1,6 Jahren zu einem rasanten „Vokabelspurt" (ein rasantes Anwachsen des Wortschatzes), so Dittmann (2002, S. 40 u. S. 45f.). Weiterhin ist nach ihm eine mögliche Ursache dafür eine sog. **Benenneinsicht bzw. dass alle Gegenstände in seiner Umgebung einen „Namen" haben (Dittmann 2002, S. 40)**.

Daraufhin folgen dann sog. **Benenndialoge** (Dialoge durch Benennen von ‚Objekten'), mit der Bezugsperson (meistens mit der Mutter). Je **intensiver diese Prozesse sind, desto schneller wächst der Wortschatz des Kindes**.

Im **ersten Lebensjahr** erwirbt das Kind die Fähigkeit, **elementare Kategorisierungen seiner Umwelt** vorzunehmen (Dittmann 2002, S. 40). Damit ist eine Voraussetzung der **Abbildungsaufgabe** erfüllt, also **Lautformen Bedeutungen zuzuweisen wie auch umgekehrt**.

In den **einfachen Benennsituationen, sog. Gegenstandswörter bzw. Konkreta** betreffend, ist die Abbildungsaufgabe übrigens schwieriger als lange vermutet wurde. (Auf diese Schwierigkeiten wird hier nicht genauer eingegangen). Für unsere Betrachtungsweise ist **das Zusammenspiel zwischen der Bezugsperson (z. B. der Mutter) und dem heranwachsenden Kind entscheidend**. Ein 18 Monate altes Kind **„übernimmt ein Wort für einen neuen Gegenstand nur dann, wenn jemand das Wort äußert, deren/dessen Aufmerksamkeit ebenfalls auf den Gegenstand gerichtet ist. Schaut die Bezugsperson in eine andere Richtung oder**

kommt die Stimme von einem Band, stellt das Kind die Beziehung zwischen Wort und Gegenstand nicht her." (Dittmann 2002, S. 43). Damit wird nicht nur der **kognitive Kontakt**, sondern – viel wichtiger – der **emotionale Kontakt** gefördert (s. Ciompi, Affektlogik). Die Bedeutung, im optimalen Fall des elterlichen Zusammenspiels generell, ist entscheidend für die zukünftige Motivation des Kindes sowie für sein Interesse, die kognitive Entwicklung und Wortschatzerweiterung.

Weiterhin sei festgestellt, dass 2-jährige bereits mit der **Kategorie Nomen** umgehen können, die **Kategorie Verb** aber noch nicht entwickelt ist.

Im **Gegensatz zur Wortschatzerweiterung** wird **die Grammatik nicht von den Eltern „gelehrt" bzw. gelernt**. Die Grammatik ist eher „**sprachimmanent**" wie Noam Chomsky in seiner Transformationsgrammatik erörtert. Nach Chomsky lernt das Kind mühelos die Grammatik.

Nach Dittmann (2002, S. 77) reicht es für Autoren wie Pinker (1987) nicht, dass das Kind mit Wortkategorien (etwa Nomen, Verb usw.) geboren wird. Vielmehr müsse es auch **Realisierungen** dieser Kategorien im **Input** erkennen können. Weiterhin stellt er fest (Pinker 1987), dass die Kategorie eines Wortes im Input von seiner Bedeutung abgeleitet wird, und zwar „**Name für eine Person oder ein Ding-Nomen". Interessant und erwähnenswert in diesem Zusammenhang ist, dass bei Menschen mit schizophrenen Störungen die Kohäsion**[3] **(grammatikalische Struktur) zum größten Teil intakt ist. Die Kohärenz (Sinneszusammenhang) bereitet ihnen aber Probleme**. (s. auch Ciompi 2013 u. 2015), was wohl im Zusammenhang mit dem kombinatorischen Defizit zu sehen ist.

Für ein Wort wiederum, das eine Beziehung ausdrückt (wie z. B. **geben, wer** gibt **wem was?**) muss das Kind darüber hinaus erschließen können, wie diese Beziehungen grammatikalisch realisiert werden (Dittmann 2002, S. 77f.). Darin zeigt sich m. E. u. a. die Bedeutung des Gesprächs und auch des Vorlesens.

3 Siehe zur Kohäsion/Kohärenz in Rohen 1999, S. 265. Kohäsion: Syntaktisch korrekte Sätze (produziert mit lexikalischen Mitteln). Kohärenz: Sinngehalt. S. auch Beaugrande,R.a.DE/Dressler, w.u.1981

Zusammenfassend sei festgestellt, dass es für die Abbildung der grammatikalischen Kategorie ‚Subjekt' völlig reicht, dass die Relation ‚Handelnder = Subjekt' vorkommt und auf diese Weise die Subjekt-Kategorie aktiviert wird (Dittmann 2002, S. 78). Nach Dittmann kommt der Prozess der **Grammatikentwicklung** so in Gang. Dabei wählt das Kind aufgrund des Inputs, zwischen den einzelsprachlichen Optionen, die die Universalgrammatik bietet, aus.

Auf den weiteren Grammatikerwerb wird hier nicht eingegangen, weil es für unsere Fragestellung ‚Referenz' und ‚Prädikation' nicht von entscheidender Bedeutung ist.

2.2.2 Spracherwerb ganzheitlich betrachtet – nach Butzkamm/Butzkamm (2008)

Die genannten Autoren (2008) betonen, dass Sprechen u. a. zugehörig sein bedeutet sowie die Möglichkeit der Teilnahme an sozialen Prozessen. Nach ihnen entwickelt sich die **Nennfunktion aus den kommunikativen Grundfunktionen** – (wie die Tiere es auch können). Erst wenn das Kind beginnt, nach den **Namen von Dingen zu fragen**, versteht es, dass **Dinge einen Namen haben**. (In der Forschung hat man bisher nicht feststellen können, wann genau **die Nennfunktion** einsetzt. Die einzigen Anhaltspunkte dafür gibt es in der Biographie Helen Kellers).

Laut Piaget sind **Kleinkinder ichbezogen**. Durch die Hilfe von Bezugspersonen nimmt dieser **kindliche Egozentrismus** jedoch ab. Das Kind lernt sich auch in andere Personen **hineinzuversetzen** und **die Situation aus deren Sicht zu sehen** (Butzkamm/Butzkamm 2008, S. 125). Schlussendlich sind es primäre Bezugspersonen, zumeist die Eltern, die die Kommunikation initiieren und die Gegenseitigkeit weiterentwickeln, so Butzkamm/Butzkamm (2008, S. 128). Im Laufe der Zeit lernt das Kind auch, dass die Eltern für ihn **nicht nur andere Namen haben**, sondern auch **unterschiedliche Sichtweisen von ihm selbst**. Eine neue Ebene öffnet sich, wenn die Kinder sich bewusst werden, dass sich ihr **Wort- und Weltverstehen weiterentwickelt** hat. Schließlich lernt das Kind, dass **Lautungen (Wortbedeutungen)** nur **Konventionen** sind und die **konventionellen Zeichen erlernt werden müssen**.

Grammatikalisch gesehen lernen die Kinder zuerst die **Substantive**, anschließend **Verben und Adjektive**, die als **„neue Informationen"** zu den Substantiven im Satz stehen (s. Einleitung Gesprächsstrategie). Dies zeigt deutlich, dass die Grammatik das Denken beflügelt. (Bei Tieren findet sich das nicht. Eine Art Ausnahme bilden Spezies mit komplexen Verständigungssystemen wie z. B. Wale, Krähen usw.)

Das Wesen des Menschen wird von seiner Sprachlichkeit bestimmt. Nach Butzkamm/Butzkamm (2008) setzt das Sprechen mehr voraus, als die Fähigkeit Laute zu formen, Wörter aufzunehmen und Sätze zu bilden. So ist nach ihnen auch in der Möglichkeit der Sprachfähigkeit überhaupt ein Stück von der Gabe der Mitmenschlichkeit enthalten.

Diese Sprachfähigkeit kann ein Kind aber nur mit anderen Menschen entwickeln, meistens mit der Mutter als Bezugsperson. Aufschlussreiche bzw. erschütternde Gegenbeispiele finden wir in den sog. Waldkindern oder bei Kindern, die wie Kaspar Hauser ohne jeglichen menschlichen Kontakt aufgewachsen sind. Denn wenn die **Grammatikalität bis zur Pubertät nicht angelegt ist, kann sie nie mehr gelernt werden.**

Zusammenfassend sei folgendes festgestellt:

1. Schizophrene haben Schwierigkeiten Inhalte zu kombinieren. Laut Ciompi haben sie ein sog. Defizit im kombinatorischen Denken (s. Kap. 1). Genau diesem Defizit wird durch unsere Gesprächsstrategie entgegengewirkt: Dies geschieht durch die **‚wiederholende Gesprächsstrategie'. In Kap. 3 gehe ich auf diese Strategie differenziert ein.**

2. Entspricht diese Schwierigkeit der Schizophrenen, **Inhalte nicht zu kombinieren, der Zweiteilung der Struktur der Sprache selbst.** Genau **diese Zweiteilung wird in Kapitel 3 differenziert in der Gesprächsstrategie besprochen.**

3 ‚Zweiteilung' der Struktur der Sprache in der Gesprächsstrategie

Vorbemerkung

Ausgangspunkt der Untersuchung ‚Gespräche mit Schizophrenen' (Rohen 2016) waren **die kommunikativen Schwierigkeiten** und das **Sich-nicht-Verstanden-Fühlen des Schizophrenen.**

Die Krankheit wurde aus der **Sicht der Affektlogik** dargestellt, weil darin das **Zusammenspiel zwischen der Kognition und den Affekten eine zentrale Rolle** spielt.

In dieser Untersuchung (Rohen 2016) habe ich einerseits versucht, die **Kohärenzbrüche** in den Gesprächen mit den Schizophrenen herauszufinden. Andererseits habe ich gezeigt, dass es **zeit- oder teilweise** gelingen kann, **diese durch bestimmte Art der Gesprächsführung zu überbrücken.** In der Untersuchung habe ich mich auf die **Kohärenzproblematik und Definition** konzentriert[4]. Außerdem war dabei der **Ausgangspunkt die besondere Sichtweise des Schizophrenen sowie das Eingehen auf diese durch meine Gesprächsstrategie** (s. Einleitung).

In der vorliegenden Untersuchung dagegen werden die Themen ‚Referenz' und ‚Prädikation' ausführlich besprochen, wie in den vorigen Kapiteln erwähnt.

Referenz und Prädikation

Im Kapitel 3.1 wird zunächst die innerseelische Entwicklung des Kindes nach Daniel Stern (2013) dargestellt. Im Anschluss daran wird im Kapitel 3.2 der Unterschied zwischen ‚Referenz' und ‚Prädikation' erörtert. Darin zeigt sich der enge Zusammenhang zwischen dem Spracherwerb, der innerseelischen Entwicklung des Kindes, der Affektlogik und meiner Gesprächsstrategie.

4 Siehe Rohen 2016, S. 33–38.

3.1 Innerseelische Entwicklung und Spracherwerb des Kindes nach D. Stern (2013)

Im Kapitel 2 wurden ‚Substantiv' und ‚Verb', Benennen und Tun – besonders im Spracherwerb – betrachtet. In diesem Kapitel erfolgt **zunächst eine kurze Betrachtung der innerseelischen Entwicklung des Kindes nach Daniel Stern (s. D. Stern, Tagebuch eines Kindes 2013), insofern es eine Rolle für unsere Gesprächsstrategie spielt**.

3.1.1 Am Anfang die Gefühle (Säuglingsalter)

Nach D. Stern (2013, S. 49) erlebt der Säugling im Alter von ca. 6 Wochen **noch die rohe, unmittelbare Realität seiner eigenen Gefühle**. Das Auftauchen der Mutter bedeutet für ihn das Stillen des Hungers. Es besteht eine Entsprechung bzw. Harmonie zwischen **der inneren Zufriedenheit und Freude des Säuglings und dem Auftauchen des mütterlichen Gesichts. Außerdem beeinflusst zudem die innere Freude die Wahrnehmung des Säuglings** (s. auch die Affektlogik von Luc Ciompi 2013, These 2 S. 22ff.).

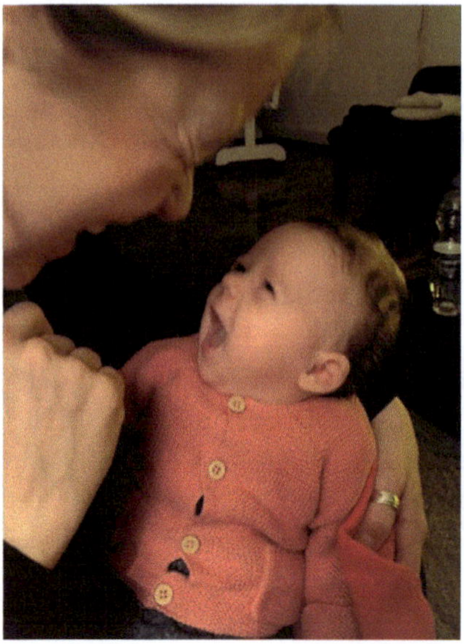

Das Bild zeigt mein Enkelkind im Alter von ca. 6 Wochen mit meiner Tochter. Seit Anfang an habe ich sie regelmäßig betreut. Während dieser Zeit habe ich ihren Spracherwerb sowie die innerseelische Entwicklung aus nächster Nähe mitverfolgen können. So kann ich die Wichtigkeit der hier beschriebenen innerseelischen Entwicklung aus eigenem Erleben nachempfinden.

Weiterhin betont Stern, dass die **lebenswichtige Verbindung jetzt zwischen dem Zyklus Befriedigung – Wohlbefinden – Belebung und der Anwesenheit, dem Gesicht und den Handlungen der Mutter für lange Zeit hergestellt ist** (Stern2013, S. 49). Weiterhin stellt Stern fest, dass der Säugling wohl **ab diesem Zeitpunkt an ein geistiges Abbild der Mutter zu schaffen beginnt. Das Modell besteht aus vielen Teilmomenten des Tröstens, der Freude in ihm zu wecken usw. Dies wird wohl auch als Prototyp dafür, was das Kind später von anderen Menschen erwartet.** Dass die Affekte von Anfang an eine führende Rolle vor der Kognition spielen, wird m. E. gerade in diesem „Modell" sichtbar (s. Ciompi These 2 im Kap. 1).

3.1.2 Die direkten sozialen Kontakte

Die direkten sozialen Kontakte bahnen sich zwischen der achten bis zur zwölften Woche an. Ab diesem Zeitraum kann der Säugling den **Blickkontakt länger halten.** Ebenfalls beginnt er **Laute zu äußern.** Das **soziale Lächeln** fängt an.

In der allernächsten Nähe beginnt seine soziale Kontaktaufnahme allmählich von ‚Angesicht zu Angesicht' im Hier und Jetzt. Nach D. Stern **dauert diese Phase etwa bis zum 6. Monat „und wird alle seine künftigen Kontakte zu anderen Menschen sowie sein Verständnis für ihr Verhalten prägen.**" (Stern 2013, S. 51).

Das Gesicht und die Sehpräferenz des Kindes (Säuglings)

Wo fängt eigentlich ‚**die soziale Welt**' für den Säugling an? Die einfache Antwort lautet: **Im Gesicht der Bezugsperson** (meistens der Mutter). Im Gesicht, in der Mimik, in variierenden Gesichtsausdrücken[5] sucht und findet er die Gefühle und Absichten der Mutter. Interessant ist hier auch, dass der Säugling zu diesem Zeitpunkt das Gesicht jedem anderen Betrachtungsgegenstand vorzieht, so Stern (Stern 2013, S. 52).

5 Während dieser Zeit bis zum Einsetzen der Sprache kommunizierten auch mein Enkelkind und ich intnesivst durch Gestik und Mimik

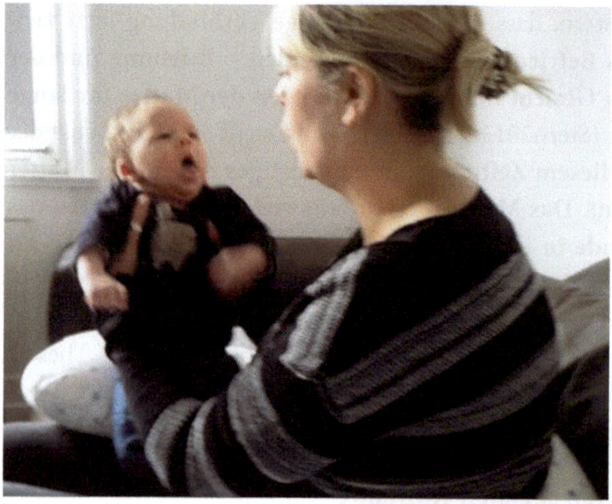

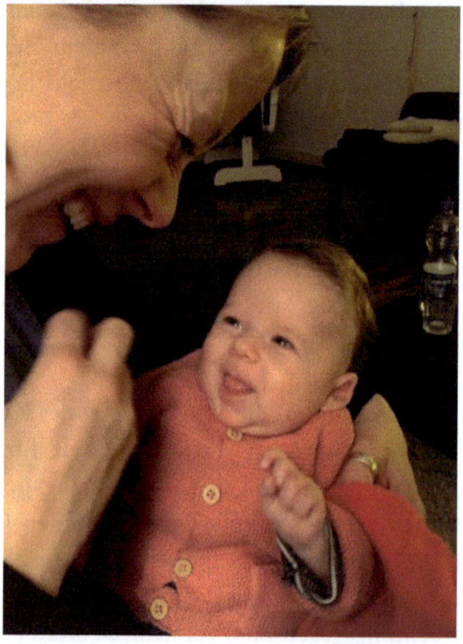

Intensive Kommunikation

Weiterhin stellt er fest, dass diese angeborene Vorliebe keineswegs dem Gesicht selbst gilt. Vielmehr entsprechen seine wesentlichen Eigenschaften und Merkmale haargenau der Sehpräferenz des Säuglings, die sich einem langen Evolutionsprozess schuldet und vermutlich dem Zweck diente, die Bindung zwischen Mutter und Kind zu festigen, so Stern (2013, S. 15).

Zwei weitere Gesichtspunkte sind nach D. Stern hier ebenfalls von wesentlicher Bedeutung für die seelische Entwicklung des Säuglings:

1. reagiert **„das Gesicht“** auf alles, was der Säugling tut.

2. kann der Säugling in dieser „neuen sozialen Welt“ auch langsam seinen eigenen **Blick** kontrollieren.

In dieser Lebensphase besteht der Austausch, die Interaktion des Säuglings mit seiner Bezugsperson nicht aus Worten, – (deren er noch nicht mächtig ist) – sondern aus den gegenseitigen, intensiven Blicken. Außerdem sind hier noch die Gestik, Mimik und die Stimme von wesentlicher Bedeutung.

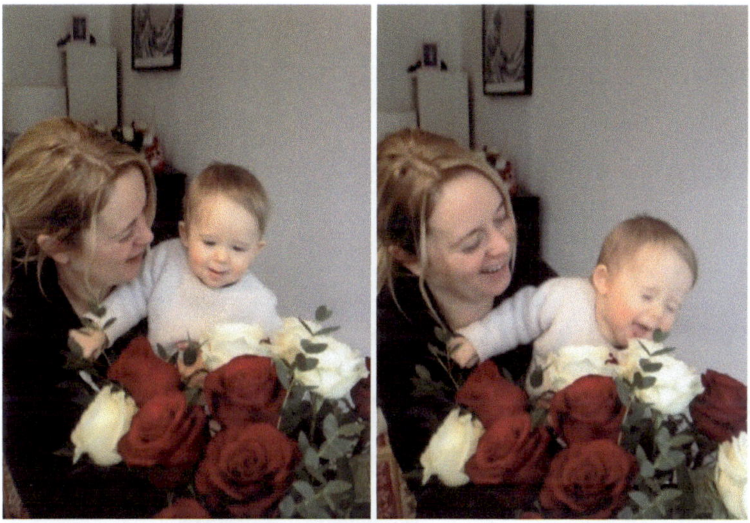

„Die Welt wird intensiv untersucht“.

Ein reger und intensiver Austausch zwischen dem Säugling und seinen Bezugspersonen ist wichtig und förderlich für seine weitere seelische Entwicklung. Wenn die Bezugsperson bzw. die Bezugspersonen selber physisch zwar anwesend sind, seelisch aber andauernd abwesend und affektiv wechselhaft (s. Ciompi 3. These der Affektlogik), was u. a. durch fehlenden Blickkontakt signalisiert wird, muss der Säugling oft mühsam andere Strategien entwickeln, um damit fertig zu werden (s. D. Stern 2013, S. 67ff.). Hier sei auch darauf hingewiesen, dass Menschen mit schizophrenen Störungen mimische und gestische Signale oder emotionale Gesichtsausdrücke nicht angemessen deuten können (S. Fittrang 1999, S. 291ff. sowie Ciompi, Thesen der Affektlogik, auch hier Kap. 1).

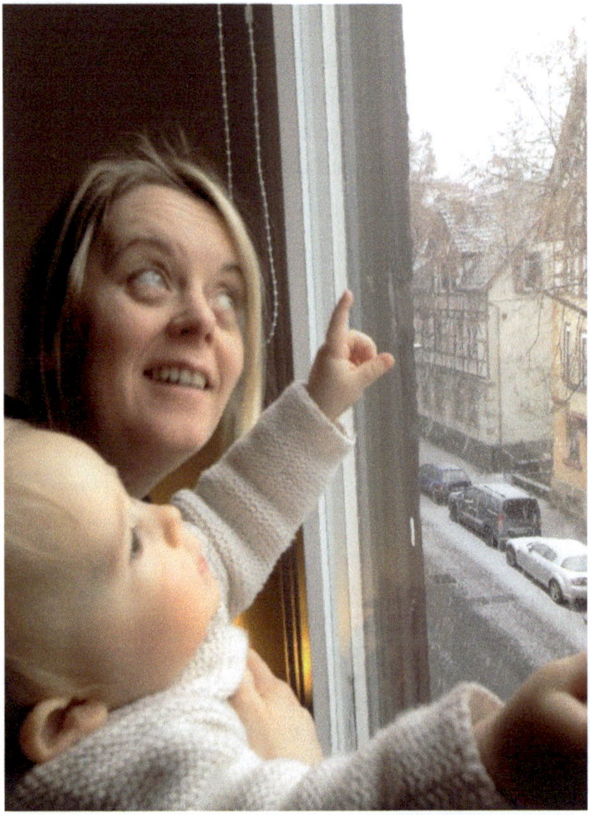

Hier haben beide „dasselbe Interesse" im Blick.

3.1.3 Das Reich der Gedanken

Diese dritte Entwicklungsphase nach Stern fängt ab dem 9. Monat an und entfaltet sich besonders ab dem 12. Monat.

Aufmerksamkeit erregen …

Ungefähr ab dem **9. Monat** versucht der Säugling bzw. das Kleinkind die **Aufmerksamkeit seiner Bezugsperson zu erregen**. Diese ‚**Handlung**' vollzieht er z. B. dadurch, dass er mit ausgestrecktem Arm und Zeigefinger auf den gewünschten Gegenstand zeigt oder aber seine Mutter einfach an der Hand nimmt und zu dem Gegenstand führt. **Aufmerksamkeit erregen** wird von Stern (2013, S. 90) als ein **subjektiver, psychischer Zustand, als ‚etwas Geistiges'** beschrieben. „**Sie drückt sich in einem sichtbaren Verhalten** aus, zum Beispiel dem Wenden des Kopfes und des Blickes in eine bestimmte Richtung, **welches recht klar einen Teil dessen widerspielgelt**, was sich im **Inneren der Person abspielt**" (Stern 2013, S. 90).

In dieser Lebensphase zeigt sich, dass das Kleinkind jetzt nicht mehr nur auf das offensichtliche Verhalten anderer (oder sein eigenes) achtet, das offen und den Sinnen zugänglich ist wie z. B. Gestik, Mimik oder Stimme. Zunehmend beschäftigt es sich jetzt mit der **psychischen Verfassung, die sich hinter dem sichtbaren Verhalten verbirgt**, so Stern weiter. Außerdem kann es sich an Dinge und Vorgänge erinnern, die momentan nicht präsent sind.

Absichten sind jetzt ein Teil seiner Wirklichkeit einerseits, müssen aber der Bezugsperson deutlich genug ausgedrückt werden. Sonst kann sie auf diese nicht angemessen reagieren.

Gefühle und Gesicht

Bis jetzt war die Rede nur von der **Gedankenwelt**. Diese Phase der **Gedankenwelt enthält aber auch Gefühle**. Hier nennt Stern als Beispiel, dass der Säugling beim **Anblick** eines Clowns wahrscheinlich **Faszination** und **Furcht gemischt** fühlt. Zwischen dem neunten und zwölften Lebensmonat holt er in diesem Augenblick dafür die Bestätigung vom **Gesichtsausdruck** seiner Mutter: Wenn dieser **entspannt** ist, kann er sich **freuen**. Wenn dieser aber **Beunruhigung ausdrückt**, wird er sich **fürchten**, so Stern (2013, S. 92).

Intersubjektivität: Verschiedene ‚oder' gemeinsame Gedankenwelten
Ab dieser Entdeckung kann das Kleinkind voraussichtlich bis ans Lebensende **menschliche Handlungen zumindest teilweise anhand ihrer psychischen Hintergründe deuten** (s. Stern 2013, S. 92f.).

Das Zusammenspiel zwischen dem Säugling und der Bezugsperson spielt eine wesentliche Rolle im Gedeihen und in der Entwicklung des Kleinkindes. „Psychische Verfassungen zu teilen oder eben nicht zu teilen ist eine sehr wirksame Methode, das Verhalten einer anderen Person zu formen" (Stern 2013, S. 92). Gerade in diesen Möglichkeiten stecken aber auch große Risiken zu Fehldeutungen und Missverständnissen, die die seelische Entwicklung des Kindes lebenslang prägen können. Bei häufigen Fehldeutungen können diese zur Aggression oder Angst führen (s. Stern 2013, S. 93; s. auch Ciompi: 3. These der Affektlogik, Kap. 1).

Zusammenfassend kann festgestellt werden, dass **die Befriedigung physischer Bedürfnisse des Säuglings (Füttern)** sich hier **zum Verlangen nach emotionaler Regulation** (durch **das Gefühl der Geborgenheit**) verlagert hat. Dieses spiegelt sich an der Wichtigkeit der Bindung an die Mutter (bzw. Bezugsperson), (vgl. auch Stern 2013, S. 113ff.; s. auch Ciompi Kap. 1): Wenn die Mutter das Zimmer verlässt, beginnt es zu weinen (Stern 2013, S. 94ff.) und versucht sie zurückzuhalten, wie D. Stern es eindrucksvoll schildert.

3.1.4 Das Reich der Wörter

Die nächste Entwicklungsphase nach Stern vollzieht das Kleinkind ab dem 20. Monat.

Die Fähigkeit, **Sprache und Symbole zu gebrauchen, ist dem Menschen angeboren**. Bis zum ca. 18. Monat liegt sie jedoch brach. Die Grenze zum Normalen variiert sehr stark von Kind zu Kind. (Beim Einsetzen der **Sprache** spricht Stern vom Kind, nicht mehr vom Kleinkind).

Wie schon Butzkamm-Butzkamm bemerkten (s. Kap. 2), kennt man die Gründe für den Zeitpunkt des Einsetzens der Sprache nicht genau. Das Kind kann jetzt nicht nur **Symbole und Zeichen** benutzen, um **Dinge oder Personen**, sondern auch **sich selbst zu benennen**.

Die Wirklichkeit verändert sich durch die Sprache.
Es gibt nicht mehr nur ‚**Hier und Jetzt**' sondern auch **Vergangenheit und Zukunft**. Durch die Sprache sind wir zwar einerseits imstande leichter ‚**über die Wirklichkeit hinauszugehen**' einerseits, andererseits können Wörter aber **globale Erfahrungen** nur schlecht abbilden. Darin ist wiederum die **non-verbale Sprache** die Meisterin (z. B. „ich bin soo groß, wobei die Arme ausgestreckt werden, um die gemeinte Größe anzudeuten"). Das **Denken wird durch die Sprache vom Fühlen** getrennt. Die **Ganzheitlichkeit des Erlebens** ist ab dieser Entwicklungsstufe nicht mehr möglich, so Stern (2013, S. 120). Hier beginnt die **Einsamkeit in der Sprache im Spracherwerb**. Trotzdem ist es ein gewaltiger Entwicklungsschritt, wie Butzkam-Butzkam (2008) feststellen, **der Schlüssel zum Menschsein schlechthin**.

3.1.5 Das Reich der Geschichten

Die ‚Sprachentwicklung' „schreitet weiter" in das Reich der Geschichten (ca. 4. Lebensjahr). Nach und nach ist das Kind imstande die Dinge und Personen nicht nur zu benennen, sondern die einzelnen Aktivitäten in der Vorstellung zu einer einzigen Handlung zu umwandeln. Stern weist darauf hin, dass ‚**das Geschichtenerzählen**' **eine universale Fähigkeit des Menschen ist** (D. Stern 2013, S. 137).

In der innerseelischen Betrachtung, gibt es nach Stern auch hier ‚**eine dunklere Sichtweise**'. ‚In der eigenen Geschichte' können nämlich **die gelebte und die geschilderte** Vergangenheit **sich voneinander unterscheiden**. In diesem Fall hat der Mensch im späteren Leben oft zu kämpfen –auch mit Fremdhilfe –, **Verschüttetes ins Tageslicht zu bringen** (Stern 2013, S. 141).

Im Laufe der bisherigen Ausführungen ist die enge Verbundenheit zwischen der seelischen Entwicklung und dem Spracherwerb (Kap. 2) und der Sprachentwicklung durch verschiedene Forschungsrichtungen deutlich geworden. Es wurde auch festgestellt, dass im Spracherwerb und in der Sprachentwicklung auch „Fehlentwicklungen" oder Schwierigkeiten unterschiedlichsten Ursprungs möglich sind. Dies ist der Fall z. B. bei

Schizophrenen, die ‚kommunikative Schwierigkeiten' haben –wie öfters hier ausgeführt.

Im Folgenden wird meine Gesprächsstrategie differenziert dargestellt und begründet, um diese Schwierigkeiten und zwar die Kohärenzbrüche zu überbrücken.

3.2 Gesprächsstrategie

Zunächst werden die Begriffe ‚Referenz' und ‚Prädikation' verdeutlicht:

> **Referenz:** Der Referent eines Zeichens ist das außersprachliche Bezugsobjekt, d.h. die Entität, der Sachverhalt in der wirklichen (oder auch fiktiven) Welt, auf den sich das Zeichen bezieht. Dies geschieht unabhängig von der jeweiligen Sprechsituation.
>
> **Prädikation** (lat. praedicare, bekanntmachen, ausrufen): Das Prädikat trifft eine Aussage über eine Entität oder einen Sachverhalt und kategorisiert diesen somit. Zusammen mit der Referenz führt die Prädikation zur sprachlichen Aussage.

In den folgenden Ausführungen erfolgt eine differenzierte Darlegung und Erörterung meiner Gesprächsführung mit ‚Referenz' und ‚Prädikation'. Unter **Referenzteil** verstehen wir den Teil in der Tiefenstruktur, der uns vermittelt, **worüber** gesprochen wird wie in den Beispielen 1 und 2. (Die Beispiele 1 und 2 stammen aus den ‚Vorgesprächen' in Rohen 2016, s. S. 29 u. S. 30).

> **Beispiel 1:**
> P: Es geht nicht immer glatt, es ist sehr schwer für mich, eines Tages hier zu arbeiten und andererseits meiner Mutter zu helfen, am Wochenende, wenn ich heimfahre, und da gibt's Probleme, riesige **Probleme**, geistige **Probleme**, geistige **Probleme**.
> R: geistige **Probleme**?
> P: geistige **Probleme**, ich seh **Geister** und äh, seh eben **Geister** und höre **Stimmen**.
> R: **Geister** und **Stimmen**?
> P: Ja **Stimmen**, ja die mich verunsichern …

Im Beispiel 1 führe ich das Gespräch durch den letzten Referenzteil **Problem** weiter. Der Patient greift das Gesprächsangebot mit den Referenzteilen **Geister** und **Stimmen** auf, also **worüber** gesprochen wurde. Diese werden dann von mir wiederholt. Das Gespräch bricht nicht ab (Rohen 2016, s. S. 28–30, s. auch Anm. 17).

Beispiel 2:
P: ich weiß nicht, i:/ so nervös, (ich weiß gar nicht) was das für ein Gefühl ist, et äh/ein bisschen **Angst** dabei ist (auch), **Angst** ist auch dabei aber
R: **Angst**
P: **Angst** ist auch dabei aber ich, lieg da auf=m Bett da da da droben und, (…) ja Herrgott * da hau ich den Sprudel auf, dann geh ich zum Essen und *3* und dann/ dann * dann lieg ich auf dem Bett und dann wollt i mi be/ hab ich mich beruhigen wollen und das ging kaum, und da mußte ich rüber * weil i/ d/ d/ die (teilnehmen) muß rüber, trotzdem, d/ die/ die/ lassen mich nicht drüben* weil ich/ ich weiß nicht was das für ein **Gefühl** ist, so
R: **Gefühl**
P: Ja ja ein **Gefühl** ist es, irgendein **Gef/Angst**, und äh
R: **Angst**
P: **Angst** * nicht nur **Angst**, so so **nervös** und so

Im Beispiel 2 wird das Gespräch durch die **Referenzteile Angst und Gefühl** durch mich weitergeführt.

Nur wenn das Gespräch trotzdem ins Stocken gerät oder der ‚Vorgang' betont wird, wird auch der ‚**Prädikationsteil' (bzw. ‚Verbteil'**) wiederholt (Rohen 2016, S. 28 Anm. 18). Durch diesen erfahren wir, was jeweils geschieht.

Im Beispiel 1 „**Ja Stimmen, ja die mich verunsichern**" ist **verunsichern** der **Prädikationsteil**.

3.2.1 Wiederholende Gesprächsstrategie

Unterschied zwischen ‚Referenz' und ‚Prädikation':
Durch **‚Referenz'** wird hier ausgedrückt, **worüber** durch **‚Prädikation' was gesprochen** wird. ‚**Referenz**' besteht im kontextlosen Satz aus der **Nominalphrase** (Bestandteile: Substantiv bzw. Pronomen), ‚**Prädikation**' aus der **Verbalphrase** (Bestandteile: Verb bzw. Verb mit ‚Bestimmungen').

‚Referenz' und ‚Prädikation' in linguistischen Theorien
Heinz Vater (2001) weist darauf hin, dass im Rahmen der Sprechakttheorie von Searle (1969) der **Propositionsakt** sich in einen **Referenzakt** und in einen **Prädikationsakt** teilt. Er betont weiterhin, dass diese Einteilung, die auf **die Subjekt-Prädikat-Strukturierung** aufbaut, aber außer Acht lässt, dass auch **innerhalb der Prädikation referiert wird (Vater 2001, S. 93 u. Vater 1984)**. In Rohen (2016) wird der **Referenzteil** auch **innerhalb der Prädikation** wiederholt, wenn es sinnvoll für die Weiterführung des Gesprächs ist. (Darauf wurde aber in Rohen (2016) nicht genauer eingegangen). Dies wird hier in der Analyse der Gespräche im Kapitel 4 unternommen.

‚**Referieren**' selbst ist ein sehr komplexes Phänomen, das in der Referenzlinguistik sehr ausführlich behandelt wird (s. Vater 2001, S. 87–119). Außerdem beschäftigen sich Sprechakttheorie, Gesprächsanalyse und Textlinguistik mit der Referenz. Die Valenztheorie mit dem Verb, die Transformationsgrammatik mit der Nominalphrase und Verbalphrase.

‚Referenz' ODER ‚Prädikation' in der Gesprächsführung
Durch die **wiederholende Gesprächsführung mit einem Referenzteil** wird **die Beibehaltung des Bezugsrahmens unterstützt**. Durch das Wiederholen des Referenzteils werden in dem Patienten erstens Assoziationen geweckt. Zweitens wird dadurch auf den Patienten **eingegangen** als **Dialogangebot bzw. als Referenzangebot**. Durch das Wiederholen von weiteren **Referenzteilen** folgen so **weitere Referenzangebote**, auf die der Patient eingehen kann. Entscheidend dabei **ist das Weiterführen des Gesprächs**, nicht die Kohärenz (Sinngehalt). Zunächst wurde in Rohen

2016 darauf verzichtet, Kohärenz herzustellen, sondern der Patient wurde ermutigt, seinen Erzählfaden weiterzuführen.

Durch das Wiederholen des **Prädikationsteils (Prädikationsangebote)** unterstützen wir den Patienten darin, uns mitzuteilen, **was geschieht.**

Im Kapitel 4 erfolgt eine genauere Darstellung der **Unterschiede zwischen Referenz und Prädikation in den geführten Gesprächen.**

Wiederholen von Referenz UND Prädikation

Durch das Wiederholen von Referenz oder Prädikation überhaupt wird auf die **Defizite im kombinatorischen Denken des Patienten** zwischen Kognition und Emotion Rücksicht genommen. Durch meine **wiederholende Methode** wird er unterstützt, das Gespräch weiterzuführen, **ohne die Referenz- und Prädikationsteile zu einer Aussage verbinden zu müssen.**

3.2.2 Wiederholende kontra invasive Gesprächsführung

Anders als in einer ‚invasiven' wird der Patient in der ‚wiederholenden Gesprächsführung' nicht mit Fragen, Verneinungen, Belehrungen oder Wiedersprüchen konfrontiert. Denn eine invasive Gesprächsführung führt oft zum **Gesprächsabbruch**, zum **Rückzug** oder zum **Ausschweifen in gänzlich andere Inhalte** wie im folgenden Beispiel (Kraus und Hoeft 1991, S. 87): Der Arzt fragt hier den Patienten, ob **dieser einen Freund habe, mit dem er seine Probleme besprechen könnte**. Auf die für den Arzt unbefriedigende Antwort des Patienten „**Ja, ich habe Selbstgespräche**", folgt jetzt die **Belehrung** des Arztes „**Da spricht man mit sich selbst, ich meine mit jemand anderem.**" Der Patient **geht nicht auf die Belehrung** des Arztes ein, sondern antwortet mit „**Ich habe Zwiegespräche mit dem Licht**". Hier stellt der Arzt eine weitere Frage: „**Mit dem Licht?**" Darauf antwortet der Patient mit „**Ja, beim Licht bin ich durchgefallen in der Prüfung**". Jetzt versucht der Arzt mit **dem neuen Inhalt (Rhema)** das Gespräch weiterzuführen: „**Was wurde sonst noch geprüft?**" Das ‚Gespräch' wird immer unverständlicher und endet mit der Antwort des Patienten „**Übertreibung. Zigarette ist leicht – kann man auch nehmen mit Hustenbonbon.**"

Der obige Gesprächsabschnitt ist ein Beispiel dafür, dass **keiner von den beiden Gesprächspartnern auf den anderen eingeht**. Auch das folgende Beispiel in Dieckmann/Dittmann (M. Roth 1989, S. 169ff.) ist ein Beispiel für **Verstehensproblem** und **Gesprächsabbruch**. Der Patient versucht eine Antwort auf die Frage des Arztes in Form einer Fabel, wie er seine Antwort selbst nennt, zu geben. Der Arzt weiß nicht, darauf einzugehen. Das Verstehensproblem bleibt, weil in sich kohärente Beiträge vom Patienten nicht explizit in den Gesprächsverlauf eingebettet werden können.

3.2.3 Dialogangebot durch ‚Referenz' und ‚Prädikation'

Referenzangebote

Ich versuche einerseits Dialogangebote in Äußerungen der Patienten zu finden. Andererseits habe ich eine Gesprächsführung entwickelt, die auch dem Patienten das **Aufgreifen des Dialogangebots ermöglicht**, (wie Rohen 2016 geschehen). Durch **das Aufgreifen eines Referenzteiles** werden Assoziationen in Gang gesetzt. Außerdem wird der Patient unterstützt so zu assoziieren, was ihn am meisten beschäftigt (er selber kann nicht filtern). Dies geschieht durch das **Aufgreifen eines Referenzteiles wie in folgenden Beispielen** (diese stammen aus den Vorgesprächen in Rohen 2016).

Beispiel 1:

P: Es geht nicht immer glatt, es ist sehr schwer für mich, eines Tages hier zu arbeiten und andererseits meiner Mutter zu helfen, am Wochenende, wenn ich heimfahre, und da gibt's **Probleme, riesige Probleme, geistige Probleme**.

R: **geistige Probleme**?

P: **geistige Probleme**, ich seh Geister und äh, seh eben **Geister** und höre **Stimmen**.

R: **Geister und Stimmen**?

P: Ja Stimmen, ja die mich verunsichern …

(Rohen 2016, S. 29)

Beispiel 2:
P: … Es hat mich damals schon etwas mitgenommen, ich weiß nicht was das ist, es ist das dass man nicht so viel denken soll, gell. Auch dass alles um einen herum geschieht, ohne dass man selbst etwas dabei erfährt. Und dann kam **die Krankheit** erst später im Studium.
R: **Die Krankheit**?
P: Da fing es an, da habe ich dann auch viele Weinproben gemacht und äh …
R: **Weinproben**?
P: haben gemacht, als **Studenten**, gell
R: Als **Studenten**
P: Haben öfters mal einen getrunken und dann, als es den neuen Federweißen gab, habe ich öfters mal einen **Federweißen** getrunken.
R: **Federweißen**?
(Rohen 2016, S. 29)

Prädikationsangebote

Beispiel 1:
P: …wie gesagt (…) bei denen **kommt nicht einmal an**, ne, krieg quasi nit einmal zurück
R: **kommt nicht immer an**
P: ist scho/ **angekommen** is scho, aber i hens nit zurückkriegt (…)
R: **angekommen ist** es
P: Haja (…) muß es auch ankomme sein (…) nit * (…)
(Rohen 2016, S. 275)

Beispiel 2:
P: Das ist der Beweis dafür, daß es **durchgegangen** ist bloß (…)
R: **durchgegangen**
(Rohen 2016, S. 275)

In den obigen Beispielen verläuft die Unterhaltung durch Prädikationsteile (d. i. sog. ‚Prädikationsangebote'), weil es sich in den Beispielen um ‚Vorgänge' und nicht um ‚worüber' (Thema) handelt. (Gespräch mit Pat. B. Rohen 2016, S. 77–79 u. S. 274–284)

3.2.4 Gesprächsführung mit Rücksicht auf die Krankheit

Bedingungen eines gelungenen Gespräches in den Bereichen Gesprächssituation, Gesprächspartner, und Gesprächsführung (Rohen 2016, s. Kap. 2 und Rohen 1999, S. 273).

1. Gesprächssituation (Schaffen von Vorbedingungen: ruhige Atmosphäre …)

2. Gesprächspartner von Menschen mit schizophrenen Störungen: einfühlendes Verstehen; Achten – Wärme – Sorgen; Echtsein (Tausch-Tausch S. 22).

3. Gesprächsstrategie (Aufgreifen des Referenzteiles, der sich am häufigsten wiederholt. Aufgreifen des Prädikationsteiles, wenn es für den natürlichen Verlauf des Gesprächs erforderlich ist, wenn das Gespräch sonst ins Stocken gerät oder eher der Vorgang geschildert wird.

4. Vermeiden von schroffen Verneinungen wie (ich verstehe nicht), anstelle dessen: kann man es vielleicht auch so formulieren. Ebenfalls das Wiederholen der ganzen Äußerung des Patienten.

5. Durch die Gesprächsführung nimmt der Druck auf die Patienten ab (s. Ciompi Kapitel 1)

Im Kapitel 4 werden Beispiele dargestellt (Rohen 2016, S. 123–462), in denen die Voraussetzungen der Gesprächsführung, wie gerade zusammengefasst, dargestellt werden. Ebenfalls wird genauer auf die ‚Referenz‘ und ‚Prädikation‘ eingegangen.

4 Beispiele in der Gesprächsführung mit ‚Referenz' oder ‚Prädikation'

Vorbemerkung

Die Gespräche im vorliegenden Kapitel wurden in Rohen (2016) – insbesondere in Bezug auf die Kohärenzproblematik[6] – analysiert und besprochen (s. S. 39–109). Der Kohärenzbegriff wurde in Rohen (2016, S. 34–36) auf die ‚**affektlogische Kohärenz**', die die ganze krankheitsbedingte Situation und das daraus resultierende Weltwissen des Patienten umfasst, **erweitert**.

Die Gespräche habe ich über ca. fünf Monate in einer psychiatrischen Klinik (1992–1993) geführt. Alle meine fünf Gesprächspartner hatten die Diagnose ‚Schizophrenie' nach ICD-10. Das Setting war bewusst offen gestaltet. Die Patienten haben die Gespräche von sich aus mit mir geführt. Außerdem **bestimmten sie selbst** die (jeweiligen) **Gesprächsthemen**. Unter ‚**Thema**' wurde der **fortlaufende Redegegenstand** aufgefasst (S. dazu Schwitalla 2011 und Brinker/Sager 2001, S. 79). Außerdem sind alle Gespräche im Aushang gedruckt erschienen (Rohen 2016, s. S. 123–462).

In dem vorliegenden Buch ist der Gegenstand der Forschung ‚**Referenz**' und ‚**Prädikation**' wie in den vorigen Kapiteln erörtert. Alle die hier analysierten Beispiele stammen aus der eben erwähnten Untersuchung, die ich in einer psychiatrischen Klinik (1992–1993) geführt habe und die in Rohen 2016 (S. 123–462) im Auszug gedruckt erschienen sind.

6 In Rohen 2016 ging es vorrangig um ‚die Kohärenz' bzw. um die Überwindung von Kohärenzbrüchen in der Kommunikation mit Schizophrenen. In der vorliegenden Untersuchung wird dagegen die ‚wiederholende Gesprächsstrategie' selbst genauer analysiert.

4.1 Gesprächsführung unter Berücksichtigung des Krankheitsverständnisses aus der Sicht der Affektlogik

Konfliktbewältigung in der Affektlogik

In der Affektlogik von Luc Ciompi (2011, S. 230ff.) wird darauf hingewiesen, dass die **Fundamentalbotschaft** einer gelungenen Kommunikation **die gegenseitige Akzeptanz der Gesprächspartner** bedeutet. Zudem geschieht die **kommunikative Konfliktbewältigung** durch folgende Schritte:

- Zunächst werden die **Stimmung** und die **Situation** des anderen in der Phase der **Einstimmung erkundet.**
- Daraufhin folgt das **Zustimmen**, d. h. das Zeigen des **Verständnisses** für den anderen. So wird **die Basis der Verständigung geschaffen.**
- Durch das **Abstimmen** wird versucht zu überprüfen, ob man die Situation des anderen verstanden hat. Daraus kann sich eine **Neuorientierung der Ziele ergeben.**
- Anschließend erfolgt der Versuch der **Umstimmung**. Dabei wird das **‚Feld' eventuell neu bestimmt.** Anschließend können **neue, sinnvolle** Ziele in den Raum gestellt und **Möglichkeiten** aufgezeigt werden.

Die Anwendung der Schritte der Konfliktbewältigung in Gesprächen mit Schizophrenen nach Affektlogik

Nunmehr werden im Vergleich zur Krankheit ‚**Schizophrenie**' die ersten drei Schritte **Einstimmung, Zustimmung** und **Abstimmung in der** wiederholende Gesprächsführung nach Bedarf vorgenommen. Das **Umstimmen** und die **Neuorientierung** dagegen werden **nicht** von mir angeregt. Diese unternimmt der Patient **selbst**, oder es bleibt bei den drei ersten Schritten.

Darstellung von Beispielen mit ‚Referenz' oder ‚Prädikation'

Das Wiederholen des ‚**Referenz**'- oder des **Prädikationsteiles in den Gesprächen** entspricht der Phase der **Zustimmung** und des **Eingehens auf den Patienten** in der Kommunikation nach Luc Ciompi. Die Darstellung von Gesprächen mit **Wiederholung von Referenz- und Prädikationsteilen** entspricht dem **Abstimmen** im Gespräch. Außerdem werden auch ‚**natürliche Gespräche**' **bzw. Gespräche ohne Wiederholen von ‚Referenz'- oder ‚Prädikationsteil'** gezeigt. Im Gegensatz zu der ‚**wiederholenden Gesprächsführung**' werden auch „**invasive Gespräche**" dargestellt, die aber ohne Absicht im natürlichen Gesprächsverlauf entstanden sind.

Zusammenfassung: ‚Referenz' oder ‚Prädikation' in den Beispielen (s. S. 30f. und S. 34–36).

In den vorigen Kapiteln (1–3) wurden ‚**Referenz**' und ‚**Prädikation**' in den verschiedenen Forschungsrichtungen sowie im **Spracherwerb charakterisiert** und **differenziert**. Der ‚**Referenzteil**' (**Substantiv** oder **Nominalteil** bzw. **Nominalphrase**) drückt aus, **worüber** gesprochen wird. Im Gegensatz dazu wird durch den ‚**Prädikationsteil**' (**Verb** bzw. **Verbalphrase**) mitgeteilt, **was** jeweils **geschieht**. An dieser Stelle sei erneut (s. Kap. 2) darauf hingewiesen, dass nach W. Blankenburg (1976) Schizophrene noch über die Möglichkeit des **Begrifflichen**, **Starren**, **Abstrakten** und **Ruhenden** verfügen, was mittels **des Substantivs** ausgedrückt wird. Folglich bevorzugen sie **Substantive vor Verben** (Blankenburg 1976, S. 115). Das **Prozessuale des Tuns** wird aber durch **das Verb** hervorgehoben (s. Bandler/Grinder 1981, Bd. 1, S. 85–133). In ‚Kommunikation trotz gestörter Sprache' (Rohen 1989, S. 143–167) wurde außerdem festgestellt, dass Schizophrene dazu neigen, den **Satz nach dem Substantivteil abzubrechen und ihre Äußerungen an weitere Substantive anzuknüpfen** (Rohen 1989, S. 163).

Rücksichtnahme auf Defizit im kombinatorischen Denken in der Gesprächsführung mit Schizophrenen

Laut Ciompi (Kap. 1) haben Menschen mit schizophrenen Störungen Schwierigkeiten den Fokus der Wahrnehmung mit den dazugehörigen Affekten zu einem kohärenten Gedankengebäude zu formen.

Dieses Defizit im kombinatorischen Denken führt zu Schwierigkeiten auch in der Kommunikation. Dieser „Eigenart" entspricht die „**wiederholende**" Gesprächsführung als Dialogangebot. Ihr Kern ist das **Wiederholen des Referenzteiles** (d. h. des Nominalteils der Sätze oder eines

Referenzteils im Prädikationsteil bzw. Verbalphrase), wenn dieser sich zu **einem neuen Referenzteil** als **Referenzangebot** (s. S. 32 und S. 34ff.) entwickeln kann. Das wird anhand von Beispielen in den folgenden Ausführungen gezeigt. So versuchen wir unseren Gesprächspartnern dazu zu verhelfen ihr ‚**Thema**' bzw. ihre ‚**Themen**' oder gar ihr ‚**Lebensproblem**' **selbst** zu finden.[7]

Im Gegensatz dazu werden sie durch das Wiederholen des Prädikationsteils (bzw. des Verbs auf der Wortartebene) aufgemuntert, eher den Vorgang zu schildern, d. h. was geschieht oder passiert. In unserer Gesprächsführung bevorzugen wir die sog. **‚Prädikationsangebote'** (s. S. 35 und 36) nur dann, wenn das Gespräch sonst ins Stocken gerät oder der Vorgang im Vordergrund steht.

4.2 Beispiele (Rohen 2016)

4.2.1 Gesprächsführung mit dem Patienten L. (Gespräche in Rohen 2016, S. 66–76 und S. 246–273)

Am Anfang des Gesprächs geht es um das Thema **Gott**. Im weiteren Gesprächsverlauf handelt es sich hauptsächlich um andere Inhalte. Die Referentin versucht das Gespräch zum Thema **Gott** zu lenken und greift dabei andere Inhalte im Zusammenhang mit **Gott** auf (Rohen 2016, S. 248).

> R: oder wie * erinnern Sie sich, wo wir über das **Bild** gesprochen haben
> P: mhm
> R: Des * da sagten Sie doch auch, dass man den Gott da sehen kann 5.0
> P: (…) es soll Gott darstellen es ist **kein**

7 Laut U. H. Peters (1978 und 1980) sind ihre ‚Lebensprobleme' oft in der Nominalisierungen enthalten (s. dazu auch Rohen 1999, S. 264).

Hier greift die Referentin ‚Gott' als Referenzangebot auf und versucht inhaltlich dem zuzustimmen, dass das Bild ‚Gott' darstellt, ist aber ‚kein Gott' (Rohen 2016, S. 248).

R: **Gott** dar / ne, ne ist nicht

Der Patient unterbricht sie und fängt seine Äußerung mit „ist aber" an, fährt dann jedoch fort mit ‚ist nicht Gott':

P: **Ist** aber * **ist** nicht **Gott**, ne

Daraufhin folgt ein Gesprächsabschnitt über seine **möglichen Namen** (Rohen 2016, S. 249):

P: Wie ich zum ersten Mal getauft worden bin, des weiss ich ja nicht.

Die Referentin fasst dies als Dialogangebot auf und geht darauf ein. Sie erinnert sich daran, wie er sich in vorigen Gesprächen ‚**K. L.**' und ‚**Guantamera**' sowie ‚**Napoleon**' (alles Eigennamen) bezeichnet hat. Um darüber mehr zu erfahren, wiederholt sie diese hintereinander als Referenzteile. Der Patient nimmt aber erst ‚**Napoleon**' als Dialogangebot an. Es entsteht ein kurzer Gesprächsabschnitt über ‚**Napoleon**' als ‚**Franzose**' und als ‚**starker, großer Mann**' (Rohen 2016, S. 249).

P: Napoleon
R: Napoleon
P: mhm**
R: Napoleon
P: mhm

Anschließend versucht die Referentin durch positive Bewertung das Gespräch in Gang zu bringen mit „**Des ist ein * schöner Name**". Der Patient antwortet drauf aber nur mit „***mhm***". Daraufhin versucht die Referentin es mit einer abstimmenden Frage „**Ham Sie sich mit Napoleon beschäftigt?**". Der Patient nimmt jetzt das Dialogangebot an und sagt, dass ‚**sein Vater über Napoleon erzählt hat.**' Danach wiederholt er dann „**Na-**

poleon (der) Franzose"[8]. Durch das **Wiederholen von ‚Napoleon' als Referenzteil** (Eigenname) verläuft das Gespräch hier weiter über ‚**Napoleon**' als ‚**starker**', ‚**großer Mann**.' Der Patient wechselt jetzt selbst zum Substantiv ‚**Gott**', was ihn in den folgenden Gesprächen sehr beschäftigt. Die Referentin versucht drauf einzugehen, was ihr aber durch seinen Dialekt und seine artikulatorisch äußerst undeutliche Sprache etwas schwerfällt. Nach vielen Versuchen und Eingehen auf ihn gelingt es ihr doch kurz, mit ihm über ‚**Gott**' zu sprechen (Rohen 2016, S. 250):

> P: Ja, des ist alles wegen dem Geist, alles we/ ich ich ha/ {es ist} **Gott, Gott** redet für mich mich * **Gott** redet für Mich.

Die Referentin wiederholt hier den Referenzteil „Gott?" (Substantiv). Darauf antwortet der Patient mit dem ganzen Satz „**Ja redet für mich**". Es folgen einige kurze Gesprächsabschnitte über ‚**Gott**', die etwas unverständlich bzw. **inkohärent** sind (Rohen 2016, S. 251):

> P: Also äh Zeitta/ ein Tanz durch die Zeit {des ist} (recht * für Tanzen durch die Zeit * des / (es ist)recht *(nur) gut *3* (und heut ist so=n Tag, wie wenn ich ins … mit den … hab ich hab ich ihn ** hab ich ihn **

(Die Inkohärenz wird im Kap. 5 in Bezug auf alle Gespräche zusammengefasst erörtert).

An dieser Stelle will der Patient dann das Gespräch beenden:

> P: **Und alles * ist/ äh: beenden wir unser Gespräch * ist gut heute * es ist alles gesagt.** (Rohen 2016, S. 251).

Schon am Anfang des Gesprächs **scheint der Patient aber keine Gesprächsbereitschaft** bei der **Referentin** zu sehen. Zu dieser Vermutung führten wohl einige misslungene Dialogangebote seitens der Referentin.

8 Der Franzose steht als Attribut zu Napoleon.

In den nächsten Gesprächen geht es dann weiter über das Thema ‚Gott‘ (Substantiv). Zuerst referiert der Patient mit ganzen Äußerungen, was sein ‚Gott‘ alles nicht gemacht hat. Das ist möglich, weil die Referentin diese Äußerungen wiederholt. Anschließend referiert der Patient dann, was der Mensch im Gegensatz zu Gott nicht geschaffen, aber erfunden hat und zwar ‚Ottomotor‘ und ‚Glühlampe‘. Diese greift die Referentin als **Referenzangebote** auf, **so dass der Patient sich wohl aufgemuntert fühlt, das Gespräch darüber weiterzuführen** (Rohen 2016, S. 252):

> R: Gott hat sie geschaffen die Welt
> P: Aber nicht erfunden
> R: Nicht erfunden
> P: (Es gibt) äh eine Glühlampe zu erfinden * Glühlampe
> R: Glühlampe?
> P: Und den Ottomotor (…)
> R: Ottomotor?
> P: ja
> R: Ottomotor?
> P: Ja **
> (Rohen 2016, S. 252)

In der weiteren Unterhaltung geht es dann um die ‚**Menschheit**‘ und ‚**Korpuskel**‘. Weiterhin stellt der Patient fest, dass es sich nur um ‚**eine Menschheit**‘ und ‚**Korpuskel**‘ handelt. Daraufhin gibt er noch als Antwort „**So heiss ich**“. Hier erhebt sich die Frage, ob ‚**Korpuskel**‘ ein Neologismus ist, vielleicht als Hinweis auf den Körper (Rohen 2016, S. 70).

Kurz darauf stellt der Patient einen Zusammenhang zwischen ‚Korpuskel‘ und ‚Scheinwesen‘ her und fügt hinzu:

> P: **Ah ah, (aber sie sind Scheinwe/ sie sind Scheinwesen)** (Rohen 2016, S. 253).

Die Referentin wiederholt ‚**Scheinwesen**‘ (Substantiv) als Referenzangebot. Der Patient nimmt das Dialogangebot an und antwortet mit der Äußerung:

P: **Ein Korpuskel**[9] **existiert nur für mich selber** (Rohen 2016, S. 254).

Dies wiederholt die Referentin. Der Patient antwortet erneut mit der ganzen Äußerung

P: **Nur für mich, ja, hm * (…) eine Scheinwelt, um mich rum, eine Scheinwelt (…) jemand (…)** (Rohen 2016, S. 254).

Die Referentin unterbricht ihn in diesem Fall und wiederholt ‚**jemand**' (Pronomen) als Referenzteil. Sie will jetzt wissen was der **Patient** damit sagen will. Der Patient antwortet mit „**wo jemand malt**". M. E. bezieht sich ‚wo' auf die ‚Scheinwelt' (d. h. ‚In der Scheinwelt malt jemand'). Die Referentin greift jetzt das ‚Bild' von den vorigen Gesprächen: „Ach so wie im Bild". Hier nimmt der Patient das Dialogangebot an und antwortet wieder mit einer ganzen Äußerung. Diese bezieht er auf **das Bild** mit „**so wie im Bild malt und mir des vor meinem Auge erscheinen lässt.**"

Die Referentin will jetzt nicht wissen, ob jemand es **vor seinen Augen erscheinen lässt** (Prädikationsteil), sondern wie er sich die ‚**Scheinwelt**' vorstellt. Sie hat nämlich den Eindruck, dass der ‚**Schein**' im Gegensatz zur ‚**handfesten Wirklichkeit**' den Patienten beschäftigt – insbesondere im Zusammenhang mit ‚**Gott**'. Darauf antwortet der Patient aber mit „(…) **die Menschen** (…)" (Substantiv) als Referenzteil (Rohen 2016, S. 254).

In dem folgenden Gesprächsabschnitt geht es dann darum, dass ‚**Menschen Häuser und Millionenstädte gebaut haben**', bis der Patient folgendes feststellt (Rohen 2016, S. 255):

P: Also wie die Welt aussieht, das kann man nicht wissen, (…) kann man nur beobachten *4* (…) Beobachten aber * ich weiß/ ich weiß nur (…).

9 ‚Korpuskel' kann als eine Art Wortneuschöpfung zum ‚Körper' aufgefasst werden, weil der Patient **der** und nicht **das** Korpuskel sagt. Laut Duden ist ‚Korpuskel' das kleinste atomare Teilchen. (In der Physik das kleinste Masseteilchen).

Die Referentin unterbricht mit „*Ja, mit Fernrohr beobachtet*". Hier stimmt der Patient dem zu mit

> P: **Mit Fernrohr kann man die Welt beobachten** (…).

Anschließend die abstimmende Frage der Referentin, ‚**ob das dann der Schein sei**'. Darauf antwortet der Patient mit

> P: Des ist dann wahr, des ist denn … Das ist denn **Tatsache**, ja des isch **Tatsache**, ja des isch **Tatsache**, ja des isch **Tatsache**. (Rohen 2016, S. 255).

Im Laufe des Gesprächs fühlt sich der Patient durch die Gesprächsstrategie mit dem Wiederholen insbesondere des Referenzteiles in seinen Gedanken bestätigt. Er geht ebenfalls durch mehrmaliges Wiederholen des Referenzteiles auf die Referentin ein. Darin wird sichtbar, dass das Vertrauen durch **die wachsende Beziehung** stärker wird. Es folgt ein kurzer Austausch über ‚**die Tatsachen**' im Gegensatz zum ‚**Schein**'. Darauf will der Patient wohl ‚**Schein**' kontra ‚**Tatsache**' überprüfen mit „Sie sehen bestimmt mich / Sie sehen bestimmt mich." (Rohen 2016, S. 256).

Die Referentin bestätigt es mit einer zustimmenden Äußerung „Ja ich sehe Sie". Daraufhin der Patient: „Sie müssen mir sagen, was sie sehen" (Rohen 2016, S. 256).

Es entsteht der Eindruck, dass der Patient dadurch versucht, ‚**die Wirklichkeit**' von der ‚**Scheinwelt**' zu unterscheiden (vgl. der Patient T S. 63–68). Dies ist möglich, weil die Referentin immer wieder an seinen Gesprächsfaden anknüpft. Außerdem sind die Gespräche mit der Referentin sehr hilfreich, weil diese auf **Augenhöhe** verlaufen und die Referentin auf ihn eingeht. M. E. verhilft ihm die Gesprächsstrategie zur Möglichkeit, seine übersteigerten Ideen zu überprüfen. So kann er über seine Sichtweisen und Gedanken sprechen, was wiederum **entlastend** wirkt. **Der Druck lässt nach** (Rohen 2016, S. 18).

Anschließend erfolgen Gesprächsabschnitte, in denen es erneut um den ‚**Korpuskel**' geht, ‚der einmal ein Mensch war'. welches von der Referentin bestätigt wird (Rohen 2016, S. 257). Nunmehr referiert der Patient die Elemente „**Licht* Feuer* Wasser* und Luft***" (Rohen 2016, S. 258), wie auch konkrete Objekte „**Panzer**“ (Substantiv). Dieser wird von der Referentin dann als Referenzteil wiederholt. Der Gesprächsabschnitt endet mit der folgenden Äußerung des Patienten (Rohen 2016, S. 259):

> P: Also Gott hat den Mensch erfunden, kein Mensch hat den Mensch erfunden, Gott hat den Mensch erfunden.

Die Referentin greift wieder ‚**Gott**‘ als Referenzteil auf. Darauf antwortet der Patient mit „**Ja kein Mensch** kann sich selbst erfinden“ (Rohen 2016, S. 259).

In dem darauffolgenden Gesprächsverlauf spricht er über ‚**Krieg in Jugoslawien**‘, über ‚**Atombombe**‘ und über ‚**Gott**‘ (Rohen 2016, S. 261–262). In weiteren Gesprächen geht es dann um Gott und dass „**Gott unerreichbar ist für Menschen**“ (Rohen 2016, S. 263).

Jetzt wiederholt die Referentin ‚**unerreichbar**‘ (Adjektiv), um Genaueres über ‚Gott‘ zu erfahren. (‚unerreichbar‘ bezieht sich auf ‚Gott‘ und gehört zum Referenz- im Prädikationsteil). Der Patient fährt weiter mit

> P: Unerreichbar (… Fronleichnam … oder des Bild an Fronleichnam …) Aber des kann ich nicht beweisen (…) bin ja von Gott wegkommen ** bin ja von Gott wegkommen. (Rohen 2016, S. 263).

Die Referentin greift zustimmend die Äußerung des Patienten auf.

Anschließend folgen dann Äußerungen über ‚**Gott**‘, die zunächst **recht unverständlich erscheinen** (Rohen 2016, S. 264).

> P: Also ich weiß nicht, wer Gott ist * ich weiß/ ich hab/ ich hab (…) in der Urzeit (…) er könnte aber auch in anderen Zeiten gelebt haben (…) könnte (…) nochmal gekommen sein * und es könnte auch gar nicht wahr sein * >das kann auch sein< ** aber X geb ich jetzt (…) an (…) * der Y war dem X sein Gott, der Y war dem X **

Ratlos stellt die Referentin nunmehr die Frage „**Wer ist das?**“ in Bezug auf „… der Y war dem X **“ (Rohen 2016, S. 264).

Der Patient nimmt das Dialogangebot der Referentin an und antwortet (Rohen 2016, S. 264):

> P: (…) Fronleichnam (…) Fronleichnam (und fünfundzwanzig) aber * von dem hab ich nämlich ein Bild * das kann aber auch bloß das Bild von einem Menschen gewe/ des kann {aber} auch nur ein Mensch gewesen sein, (und der war im Herr X damals) * es kann auch nur ein Mensch gewesen sein ** also ich bin nicht so ganz auf'm Damm * nicht ** so gan auf'm Damm.

Durch die Referenzteile ‚**Bild**', ‚**Mensch**', und ‚**Gott**' (Substantive) werden seine beiden vorigen Äußerungen verständlicher. Diese hat er ja in den Gesprächen davor miteinander in Zusammenhang gebracht. Demzufolge ist er also nicht sicher, ob er ‚**Gott**' oder nur ein ‚**Bild**' von ihm gesehen hat oder ob es ‚**Gott in früheren Zeiten**' überhaupt gegeben hat oder ‚**ob es nur ein Mensch war**' (vergl. Rohen 2016, S. 73). Die obige Äußerung des Patienten endet hier dann mit „**nicht so ganz aufm Damm**" (Rohen 2016, S. 264):

> R: Nicht so ganz *
> P: Ganz
> R: Auf dem Damm
> P: Auf dem (…) * äh * ja

Hier wiederholt die Referentin nach kurzem Zögern mit „Mhm mhm" abstimmend die Äußerung des Patienten (Rohen 2016, S. 264):

> R: Mhm mhm * aber Sie haben sich sehr * äh * also auch mit Gott beschäftigt, ich weiß (…).

Der Patient **unterbricht** sie aber mit „Nein i/ ich hab ihn doch gesucht, ich hab ihn doch", worauf die Referentin ihn hier unterbricht und den Prädikationsteil **gesucht** (Verb) wiederholt. Der Patient greift jetzt „**zwei Menschheiten**" und „**totes … und lebendiges Leben**" als Referenzteile von vorigen Gesprächen auf. Nach kurzem Austausch darüber versucht die Referentin die Gespräche über ‚**zwei Menschheiten**', ‚**Gott**' und „**seinen Auftrag**" zusammenzufassen mit

R: Äh *4* und dann haben wir noch ** also über die zwei Menschheiten, über den Gott * und auch über ihren Auftrag, weil Sie ham doch auch erzählt dass Sie wo Sie geboren wurden * dass Sie dass Sie also (Rohen 2016, S. 256).

Hier **ergänzt** der Patient die Zusammenfassung der Referentin mit:

P: Hat sich (…) viel von selber ergeben * hat sich viel von selber ergeben * … Weil (ich) nicht sicher weiß, wer Gott ist (des fehlt mir) weil (ich) nicht weiß wer des des ist * ob der/ i hab (doch) Bilder gesehen und über Bilder ham ma auch gesprochen *. (Rohen 2016, S. 256).

Es zeigt sich, dass **nicht nur die Referentin im Gespräch auf den Patienten eingeht**. Auch der **Patient nimmt die Dialogangebote an** und **ergänzt auch oft die Äußerungen der Referentin, so dass das Gespräch weitergeht.**

Im weiteren Gesprächsverlauf äußert der Patient erneut seinen **Zweifel über ‚Gott'**. Dies geschieht mit **Schilderungen über Vorgänge, also darüber, was geschieht**. Diese Gespräche verlaufen meistens durch **Wiederholen von Prädikationsteilen oder von Prädikationsteilen mit ganzen Sätzen**. (Rohen 2016, S. 266).

P: Man kann Menschen (ja) auch Bilder eingeben * glaub ich schon, dass das möglich ist * Menschen Bilder einzugeben … Bilder eingeben * glaub schon, dass es möglich ist *3*.

In den folgenden Äußerungen verstärkte sich sein Zweifel darüber, dass jemand ihm die Bilder vorgaukelt (Rohen 2016, S. 266):

P: (Ein Bild von) *3* äh ich hab *6* Bilder *3* äh ich kann 7,0 mir's nicht erklären, wie ich überhaupt Bilder gesehen hab * wieso ich überhaupt Bilder gesehen hab *3* will man mich täuschen * will man mir Gott vorgaukeln *3* …
R: Ach? *3* täuschen * vorgaukeln

P: Vorgaukeln, ja * Gott vorgaukeln, ja vo/ Gott vorgaukeln * mit Bildern * Gott.

In den letzten Gesprächen geht es nun um seinen Zweifel daran, ob er nur **‚das Bild von Gott‘** oder **‚Gott‘** gesehen hat und dass es eine **Todsünde** ist, über Gott zu reden (Rohen 2016, S. 269).

P: Jaja * ich bin (ja in ner) Todsünde, wenn ich über Gott rede * ({in einer})
Todsünde bin ich ja dann (…)
R: Todsünde
P: Todsünde, wenn ich über Gott rede
R: Todsünde
P: Mhm Todsünde, ja
R: Wenn Sie über Gott reden
P: Mhm mhm **
R: [NACHDRÜCKLICH] Todsünde?
P: Todsünde, ja * ganz schlimm über Gott zu reden.
(Rohen 2016, S. 269).

In dieser Aussage spricht er über seine Angst vor **‚Gott‘** und davor, **‚über Gott zu reden.‘** Durch das Wiederholen von **„Todsünde“** als Referenzteil versucht die Referentin mehr über ‚Todsünde‘ zu erfahren. Der Patient will aber auch nicht mehr über ‚Todsünde‘ reden. Darauf stellt die Referentin dann eine abstimmende Frage mit: „Mhm *3* meinen Sie das so wie es in der Bibel auch steht, dass man nicht umsonst den Namen des Gottes selber“.

Hier **unterbricht** der Patient sie zustimmend mit **„Jawohl“**. Die Referentin **ergänzt** ihre vorige Äußerung mit „nennen darf“. Der Patient **bestätigt** es mit „Ich/ so mein/ so mein ich's, ja * {so mein ich's, so mein“ und endet das Gespräch über Gott mit „ich's, so mein ich's * ja} ** aber ein anderes Thema“ (Rohen 2016, S. 270)

Anschließend unterhält er sich mit der Referentin in **entspannter, heiterer Stimmung** über die Herkunft der Referentin. Außerdem stellt er fest, dass er sich recht wohl fühlt in der Klinik. **Der Patient scheint erleichtert zu sein, dass er selbst entscheiden kann, worüber er reden will.**

In dem letzten aufgenommenen Gespräch geht die Unterhaltung über die Familiensituation des Patienten und darüber, dass er nicht mehr arbeiten kann (Rohen 2016, S. 272).

4.2.2 Gesprächsführung mit dem Patienten B. (Gespräche in Rohen 2016, S. 77–80 und S. 274–284)

Bei dem Patienten B dauerten die Kennenlerngespräche wesentlich länger als bei den anderen Patienten. Der Patient gab sich als überzeugter Erfinder, dessen **Patent** trotz **Einschreibebrief** im Patentamt nicht angekommen ist. Auch die **Suchmeldung** hätte er am **Postamt** aufgegeben. Er sei aber sicher, dass er das **Geld** noch bekommt. Wenn er ‚**aus dem Haus**' draussen ist, will er das klären. (Mit ‚Haus' meint er die Klinik). ‚In der Klinik könne er das nicht klären.' Der **Papst** selbst habe **seine Finger im Spiel**. Außerdem laufe die **Entdeckung** schon in den Motoren von Mazda. So viel grob zum Inhalt. Trotz einiger Inkohärenzen in Details ist der Gesamtinhalt **nach seinem Weltwissen** verständlich bzw. kohärent. **Er war ein Erfinder, der um sein Patent betrogen wurde** (s. Rohen 2016, S. 79).

Die Unterhaltung verlief fast ausschließlich durch Wiederholung von **Prädikationsteilen** oder von ganzen Sätzen. (Rohen 2016, S. 275):

> P: …wie gesagt (…) bei denen kommt nicht einmal an, ne, krieg quasi nit einmal zurück
> R: kommt nicht immer an
> P: ist scho/ angekommen is scho, aber i hens nit zurückkriegt (…)
> R: angekommen ist es
> P: Haja (…) muß es auch ankomme sein (…) nit * (…)
> R: (…)
> P: Das ist der Beweis dafür, da ß es durchgegangen ist bloß (…)
> R: durchgegangen
> P: nicht zurück krieg ja
> R: durchgegangen.

Wie in dem obigen Abschnitt geht es hier wieder nur um **Vorgänge** d. h. um das, **was geschehen ist**. Der Patient erzählt dann überzeugt weiter, dass

> P: Der Einschreibebrief ist am Patentamt angekommen, das nur beweis/ weil man des Zeug (…) den können sie ja vom Patentamt kriegen net * bloß i hen nix z'rück'kriegt net (…) (Rohen 2016, S. 276)

Darauf wiederholt die Referentin den Prädikationsteil **„nichts zurück-kriegt"**. Sie will erfahren, was weiterhin geschieht. Der Patient fügt noch hinzu „obwohl ich eine Suchmeldung aufgegeben habe, des kann i net sage nit * wie g'sagt des (…) nit *" (Rohen 2016, S. 276). (‚Nit' bedeutet hier ‚nicht wahr').

Im weiteren Gesprächsverlauf berichtet der Patient:

> P: Also die Motoren sind schon bei Mercedes drin und bei (…) und bei Porsche drin, im VW ist er auch schon drin nit * die verkaufen also den Motor da unten net *… (Rohen 2016, S. 278).

Hier stellt die Referentin eine abstimmende Frage mit „könnte das nicht sein, dass des/das ein anderer äh Motor ist?" (Rohen 2016, S. 278). Der Patient nimmt **das Dialogangebot** zum Überdenken seiner Äußerung **nicht an**, sondern **lehnt es ab** und antwortet mit „Noi noi noi, das ist ja des (…) einmal net, ja" (Rohen 2016, S. 278).

Auch in der weiteren Unterhaltung, die lückenlos und nach seinem Weltbild größtenteils kohärent verläuft, bleibt er bei seinen Behauptungen, ohne diese ein einziges Mal zu überdenken. Am Ende des Gesprächs stellt er nur fest, ‚dass er es klärt, wenn er aus dem Haus (Klinik) draußen ist': „… ist katholisch Haus hat der Papst die Finger drauf …" (Rohen 2016, S. 278).

Auch bei diesem Patienten ergibt sich der kausale Zusammenhang zwischen ‚Papst' und ‚Klinik' aus dem Kontext, nicht aus der Syntax. Abschließend kann also festgestellt werden, dass es sich bei ihm wohl um ein geschlossenes Wahnsystem handelt. **Er nimmt keine Dialogangebote an zum Überdenken oder gar zum Polarisieren seiner eigenen Aussagen, wie die anderen Patienten.** Die Unterhaltung verläuft hier durch das Wiederholen von **Prädikationsteilen** oder **von ganzen Sätzen**, weil es hier ja um Vorgänge geht. Diese teilt er ja der Referentin nur mit, ohne sie von verschiedenen Seiten zu betrachten. Außerdem bezweifelt er diese kein einziges Mal.

In dem Gespräch ging es zusammenfassend nur darum, dass er um seine Erfindung betrogen wurde. Er hatte sie per Einschreiben ans Patentamt geschickt, aber trotz Suchmeldung nicht zurückgekriegt. Dies wollte er klären, sobald er vom Haus (Klinik) raus wäre. Im Haus gehe es nicht, weil der Papst seine Finger im Spiel hätte.

Zusammenfassend kann gesagt werden, dass es ihm nur darum ging, diese Vorgänge zu berichten und nicht darum, darüber zu reflektieren.

4.2.3 Gesprächsführung mit dem Patienten H. (Gespräche in Rohen 2016, S. 40–76 und S. 123–245)

In Rohen (2016) haben sich aus den Gesprächen mit dem Patienten H. schon am Anfang – anders als bei den Patienten (M. T. und L.) – viele verschiedene Themen über Philosophie, Religion, Anthroposophie[10], Musik und Geschichte ergeben. Auf diesen Gebieten bewegt er sich auch souverän.

In den folgenden Ausführungen wird gezeigt, dass gerade durch die ‚wiederholende Gesprächsstrategie' an diesen Themen als roter Faden angeknüpft werden kann.

In dem ersten aufgenommenen Gespräch geht es um ‚*die Diskrepanz zwischen ihm und seiner Mutter*' und um ‚*seine Suche nach der Ganzheit*' (Rohen 2016, S. 124).

---

10 Referentin kennt Anthroposophie, was sie dem Patienten im Vorgespräch gesagt hat.

Zunächst wiederholt die Referentin die ‚*Diskrepanz*' was der Patient mit ‚*ja*' beantwortet.

Die Referentin versucht, das Gespräch weiterzuführen mit *„und eigentlich auch nicht** also äh ja eigentlich die Suche"* (Rohen 2016, S. 124). Hier unterbricht der Patient sie und ergänzt den Referenzteil ‚*Suche*' (Substantiv) im Prädikationsteil mit dem Attribut ‚*nach der Ganzheit*' (d. i. sinngemäß die Suche nach der Ganzheit):

R: Diese Diskrepanz
P: Ja
R: Und eigentlich auch nicht ** also öh * ja eigentlich die Suche
P: Nach der Ganzheit
R: Nach der Ganzheit
P: Ja

Darin zeichnet sich gleich eines seiner ‚Lebensprobleme' ab (vgl. U. H. Peters 1978 und 1980), und zwar **die Suche aus der Zerrissenheit nach der Ganzheit**. (In den Vorgesprächen erzählte der Patient schon von seiner ‚familiären Zerrissenheit'). Indem die Referentin den Referenzteil ‚**die Suche**' und anschließend ‚**nach der Ganzheit**' (Attribute) wiederholt, geht sie auf den Patienten ein. So fühlt dieser sich bestätigt und berichtet weiter darüber. Anschließend erzählt er dann, dass er in der Klinik ‚*abgebremst*' lebt und räsoniert darüber, wie lange es wohl gut gehen wird mit *„… einmal kommt das dicke Ende hä"* (Rohen 2016, S. 125).

Die Referentin wiederholt ‚**dickes Ende**' als Referenzangebot. Auf diese Weise signalisiert sie **Interesse an den Gedanken des Patienten**. Dieser nimmt das Dialogangebot der Referentin an und beginnt zu erzählen (Rohen 2016, S. 125):

P: Das dicke Ende kommt noch *3* wenn ich ganz allein bin * dann hab ich die Heidi vielleicht, eine Freundin, aber die, was soll ich mit der? * kann ich nichts anfangen damit ** ich bin *4* einseitig geworden **

In den Ausführungen wiederholt sie nicht ‚**einseitig**', sondern den Referenzteil ‚**Heidi**' (Eigenname) als eine abstimmende Frage durch die steigende Intonation (Rohen 2016, S. 125):

R: Ja, und/ und öh: die Heidi ist ihre Freundin?

Darauf antwortet der Patient mit P: *„Ja *4* eine Bekannte von mir."* Daran zeigt die Referentin erneut Interesse und wiederholt „**Eine Bekannte**" als Referenzteil. Dadurch fühlt der Patient sich darin bestätigt, mehr darüber zu erzählen. (Rohen 2016, S. 125)

P: Eine Bekannte, ja * hab ich hier kennengelernt auf der Station.

Durch das Interesse der Referentin fühlt er sich weiterhin aufgemuntert, darüber zu erzählen.

In den anschließenden Gesprächen geht es dann um *‚seinen Vater, der wohl der ganzen Familie gefehlt hat.'* Durch die abstimmende Frage, *ob sie ihn richtig verstanden hätte, dass ihm die Mitte fehlte*, versucht die Referentin auf das Familienverhältnis einzugehen, ohne aber darüber invasive Fragen zu stellen. So bewahrt sie auch das **Nähe – Distanz** Verhältnis, das für Schizophrene schwer regulierbar ist. Darauf antwortet der Patient, dass *‚diese ihm schon lange fehle'* und gibt später eine Erklärung dafür: P: *„weil seit mein Vater tot ist fehlt uns allen die Mitte ** in der Familie."*

Die Referentin fasst den ‚**Vater**' hier als Referenzteil auf und wiederholt *‚dass er die Mitte bildete'*, was der Patient dann auch bejaht (Rohen 2016, S. 128):

P: Mein Vater war die Mitte ja *6*.

In den folgenden Gesprächsabschnitten berichtet P. dann auch selbst über den Vater, und zwar, dass dieser *‚Sorgen und Ärger mit der Firma gehabt hätte'* (Rohen 2016, S. 129). Die Referentin wiederholt ‚**Ärger mit der Firma**' als Referenzteil, in der Hoffnung, mehr darüber zu erfahren. Durch die gewählte Gesprächsstrategie drückt sie in der Wiederholung ihr **Interesse** daran aus. Daraufhin beschreibt er, wie sein Vater in solchen Situationen wohl gehandelt und reagiert hat (Rohen 2016, S. 129):

> P: daß er gesagt hat, er geht jetzt da nach Haar ins Königszimmer.

Die Referentin will mehr über ‚**das Königszimmer‘ als über den Vorgang wissen** und wiederholt es **als Referenzteil im Prädikationsteil**. Daraufhin beschreibt der Patient kurz ‚**das Königszimmer**‘. (Rohen 2016, S. 129):

> P: Ins Königszimmer, da ist ein schönes * öh, er hälts nicht mehr
> R: ja
> P: aus (so praktisch) gell, aber das hat er nie gesagt er war immer
> R: mhn
> P: stark

Hier beschreibt der Patient, wie es seinem Vater nach seiner Meinung ging.

Am Ende dieses Gesprächs fühlt er sich durch **das gezeigte Interesse ermuntert, über sein eigenes Problem zu sprechen (was er nicht bei einer invasiven Frage tun würde)**.

Er stellt fest, dass er ‚**keinen Mut zum Widerspruch hat**‘ (Rohen 2016, S. 131).

Das Gespräch endet mit seinem weiteren Problem, über die ‚**Wahrheit**‘ und ‚**den Glauben**‘. Er stellt fest, er hätte ‚**die Wahrheit durch den Glauben**‘ gefunden. Die Referentin wiederholt ‚Durch den Glauben‘ (Rohen 2016, S. 131. Vgl. S. 62).

> P: Durch den Glauben
> R: Durch den Glauben.

In weiteren Gesprächen setzt er, durch die ‚wiederholende Gesprächsführung‘ ermuntert, die Unterhaltung über **Glauben** und **Wahrheit** fort. Zunächst zitiert er Rudolf Steiner recht wortgetreu (Rohen 2016, S. 133). Anschließend stellt er fest, dass er ihn ‚*entthront*‘ hat (Rohen 2016, S. 133). Hier stellt die Referentin dann eine direkte (bzw. invasive) Frage,

‚warum er ihn entthront hat‘ (Rohen 2016, S. 133). Trotz der invasiven Frage (vgl. S. 33f.) nimmt er das Dialogangebot an (Rohen 2016, S. 133):

> P: … weil ich weil ich in der Kontroverse bin zwischen Kirche * Zwischen dem Glauben und Rudolf Steiner, gell. Die Pfarrer sagen, die heben >ab< * die Anthroposophen heben ab und **dann hab ich mich führen lassen**, ich hab gesagt, gut, **ich mach nichts mehr anthroposophisches**, das bleibt für sich, ich [AUFZÄHLEND] mach jetzt die Naturwissenschaft * Vererbung, Mendelsche Gesetze *
> LAUTES MARTINSHORN
> äh is entsetzlich, versteh=ich überhaupt nix davon * und * dann hab ich mir ein Buch rausgesucht für Kinder, das versteh ich am besten * die Urwelt lebt zum Beispiel * für ein Buch für Kinder. Das ist herrlich zu lesen, interessant und abwechslungsreich. (Rohen 2016, S. 133–134).

Die Referentin wiederholt *„Urwelt“*: „Dass die **Urwelt** lebt“ (Rohen 2016, S. 134).

Anschießend erzählt der Patient über sich *‚als Naturmensch‘*. (Rohen 2016, S. 134–138).

Gegen Ende des ‚sprudelnden‘ Gesprächs versucht die Referentin, **‚die Diskrepanz‘** als Referenzteil zwischen *Religion*, *Natur* und *Kultur* aufzugreifen. Anschließend stellt sie eine abstimmende Frage:

„Und die Diskrepanz?“ (Rohen 2016, S 138). Der Patient nimmt dieses Dialogangebot an und antwortet (Rohen 2016, S. 138):

> P: Diskrepanz zwischen ** dem uneinheitlichen * Glauben, zwischen dem bloß natürlichen Menschen und zwischen dem religiösen Menschen …

Das Gespräch endet *‚mit der familiären Diskrepanz mit der Mutter‘* (Rohen 2016, S. 139).

Im folgenden Gespräch, (eine Woche später) erzählt er über *‚die Gnade‘* und *‚dass er aus der Gnade erlöst werde‘* (Rohen 2016, S. 147). Die Referentin wiederholt **‚aus der Gnade‘** als Referenzteil. Auf diese Weise zeigt sie **Interesse an seinen weiteren religiösen Gedanken**. Dadurch aufgemuntert, folgen lange Passagen mit kohärenten, öfters sprudelnden, aber vollständigen Sätzen über seinen Glauben. In den Ausführungen erscheint eine interessante Passage über seinen Wunsch, dass es ‚**Gemeinden mit überschaubaren Dimensionen des Glaubens**' geben sollte, sei es denn:

> P: **mohammedanisch oder sei es * buddhistisch * des ist ganz egal, wenigstens Toleranz in unserem Bereich zeigen und das ist ** grad bei den Christen sehr wenig vorhanden ** es macht mich immer etwas stutzig …** (Rohen 2016, S. 148).

Hier unterbricht ihn die Referentin spontan mit der direkten Frage nach seiner Meinung darüber mit „*Ja was denken Sie, warum ist es denn so*?" Darauf antwortet der Patient genauso spontan (Rohen 2016, S. 148):

> P: Weil *4* sehen Sie, weil die Menschen immer zu eng glauben * weil sie nicht * den Überblick haben * weil sie …
> R: Zu eng glauben?
> P: zu eng glauben

Hier bestätigt der Patient dann wiederholend die Äußerung der Referentin „*warum es so sei*", mit „*des hängt damit zusammen weil * die Leute Angst haben.*" (Rohen 2016, S. 148).

Es folgen außerdem lange Passagen über ‚**den Glauben**'. Anschließend hilft die Referentin dem Patienten seinen Gesprächsfaden durchs Wiederholen von Referenzteilen wie ‚**Geist**', ‚**Christus**', ‚**Fröhlichkeit**', ‚**Heiterkeit**' weiterzuführen. (Rohen 2016, S. 147–153). Wenn es mehr um ‚**Vorgänge**' geht, unterstützt sie ihn durch das Wiederholen von **Prädikationsteilen** (Rohen 2016, S. 153):

> R: Da fühlen Sie sich zerrissen? Oder …
> P: Da fühl ich/ da fühl ich mich schwer
> R: da kann man sich zerrissen fühlen also ich meine
> P: Da kann man sich zerreißen.

Hier wiederholt der Patient wieder „Da kann man sich zerreißen“. Ihm scheint es wichtig, der Referentin mitzuteilen, *dass man (bzw. er sich) darin zerreißen kann (ohne einen direkten Bezug auf sich zu nennen).*

In einem weiteren Gespräch schlägt er ‚*Schauplatz Psychiatrie*‘ als Gesprächsthema vor (Rohen 2016, S. 155):

> P: Ja wir haben über die (…) des Menschens gesprochen *3* (…) über den * Schauplatz ** Psychiatrie haben wir noch nicht gesprochen, eigentlich ** was eigentlich auch sehr interessant wäre
> R: Oh des ist sehr interessant ** denn.

Jetzt unterbricht der Patient die Referentin und referiert über seine Situation:

> P: Daß man glaubt man ist krank und man wird immer kränker dadurch ** man kränkelt so dahin ** und es wird öhm * es kann keine / kann nicht besser werden hier es wird chronisch, irgendwo ** es ist eine/ man ist verdammt zu dieser Krankheit und öhm muß abwarten wie des wird * und ich protestiere immer wieder dagegen und sage mir, ich bin gar nicht krank * wozu soll ich hier sitzen ** nur daß ich ein Opfer der Wissenschaft bin, daß ich (jetzt) mein Opfer bringen muß, nä.

Die Referentin wiederholt hier „**Opfer bringen**“ als Referenzangebot, welches der Patient auch annimmt. Anschließend berichtet er darüber. Daraus wird ersichtlich, dass er sich in der Klinik wohl recht einsam fühlt. (Ihm scheinen dort die gleichgesinnten Gesprächspartner zu fehlen).

> P: Opfer, ein Opfer bringen, ja
> R: Für wen
> P: Ha, für viele Menschen
> R: Opfer bringen
> P: Opfer bringen, ja *3* und das=is nicht einfach hier zu leben * mit dem Willen an (<u>Natteln</u>)* / habe ich überhaupt/ich hab nur mit Herrn M. einen Kontakt und mit Herrn R. ** einen guten Kontakt, aber sonst isses (eigentlich) nichts Interessantes hier * für mich is-

ses halt die Katastrophe hier, ich möchte gerne in der Natur sein und frei sein und ichs/ für mich leben und äh * kann=es hier nicht ** Ich muß arbeiten, und muß tun was die anderen sagen, das ist schrecklich für mich.
(*Oben Natteln = Neologismus bzw. Wortneuschöpfung)

Darauf geht die Referentin jetzt mit einem **Prädikationsteil** ein. Sie hat Interesse an **dem Vorgang** bzw. **daran, was geschieht**. Es erfolgen jetzt mehrere Gespräche mit anspruchsvollen Inhalten.

Im weiteren Gesprächsverlauf geht es um seine sozialen Beziehungen in der Klinik, die er von sich aus anspricht. (Rohen 2016, S. 156–160).

Außerdem spricht der Patient über seine ‚**Angst um seine Mutter**' und über **Angst** überhaupt (Rohen 2016, S. 160).

P: Angst um die Mutter Äh * u:nd * überhaupt Angst.

Die Referentin wiederholt ‚**Angst**' als Referenzteil. Sie will darüber ins Gespräch kommen, was auch gelingt:

P: Viel Angst, und vor den Russen, und
R: Vor den Russen
P: Ja, oder vor
R: Vor den Russen.

Hier verdeutlicht der Patient, was er mit ‚*den Russen*' meint.

P: den Menschen oder vor den Russen * wir haben russische Nachbarn.

Anschließend stellt er dann seine ‚**Angst**' doch in Frage (s. Gespräch mit den Patienten L. und T.):

P: Aber ich muss immer wieder sagen ich habe Angst, warum das weiss ich nicht ich, obwohl ich keine Angst habe, sage ich trotzdem, ich habe Angst* (…) es ist (Rohen 2016, S. 161).

Die Referentin versucht, ‚**Verstand**' und ‚**Gefühl**' auseinanderzuhalten, was die ‚**Angst**' betrifft. Interessanterweise wiederholt hier der Patient **„mit Gefühl"**.

Das Gespräch geht dann weiter durch das Wiederholen von Referenzteilen wie ‚**Wissenschaft**' (S. 164). Außerdem erzählt er über sein **Leben**, seine **Gedanken** und seine **Situation** in der **Klinik** überhaupt (Rohen 2016, S. 165–172).

An verschiedenen Stellen taucht wieder das Thema ‚**Angst**' auf, sowohl im *Familiären* (vor dem Bruder S. 178) als auch über ‚Angst' überhaupt (Zeitalter der Angst). Hier wiederholt die Referentin dann **‚*Angst*' als Referenzteil, um darüber ins Gespräch zu kommen**.

Dank der Gesprächsstrategie geht es im ersten Gespräch nach Weihnachten um die Referenzteile ‚**Vater**', ‚**Mutter**', und ‚**Bruder**' (S. 178) sowie um ‚**Angst**' (alles Substantive S. 179 u. S. 182) und ‚**Arbeit**'(S. 184).

In einem der letzten Gespräche beschäftigt er sich mit ‚**Wagner**', ‚**Parzival**' und ‚**Ludwig dem Zweiten**' (alles Eigennamen S. 193ff.). Durch das Wiederholen von Referenzteilen ‚**Beethoven**' (Eigenname S. 206) **Leben**, **Tod** und **Bewusstsein** (Substantive S. 207) geht das Gespräch weiter.

Im folgenden Gespräch geht es um ‚**die Widersprüchlichkeit**' zwischen dem ‚*Christentum*' und ‚*Anthroposophie*', oder ob man ein ‚Wagnerianer' ist. Im Gegensatz zum Anfang der Gespräche (s. S. 57f.) stellt er fest, „dass er **ein Anthroposoph ist**" (Rohen 2016, S. 213):

> P: **ja also ich sage mir heute, ich bin Anthroposoph, ganz einfach.**

Dass er sich hier zu einem **Standpunkt** durchringt, kann als **Gewinn der geführten Gespräche betrachtet werden.**

In dem letzten aufgenommenen Gespräch offenbart er im Vertrauen **seine Affinität zu Ludwig dem** Zweiten (S. 239–241). Man hat hier zum Schluss den Eindruck, dass er sich als Ludwig fühlt. **Dies steht im Gegen-**

satz zu den Patienten M., L. und T., bei denen man den Eindruck von Personenvertauschung von Anfang an hatte.

4.2.4 Gesprächsführung mit dem Patienten T. (Gespräche in Rohen 2016, S. 80–91 und S. 285–366)

Mit dem Patienten T. beginnt die Unterhaltung in den Vorgesprächen mit seinem Zweifel daran, ob er ‚**Schizophrenie**' hat und ‚**Stimmen**' hört. Am Anfang erzählt er von seinem Augenarztbesuch und wie er „ in der Dings **gelesen Paranoia, Paranoide Schizophrenie.**" (Rohen 2016, S. 287). Anschließend will die Referentin darüber Genaueres wissen, *lockt daraus einen Referenzteil* durch das Wiederholen von „**Paranoide Schizophrenie**"; – drückt aber auch durch ‚**mhm**' etwas Bedenken daran aus. Der Patient nimmt das Dialogangebot an und beschreibt dann ‚**Paranoide Schizophrenie**' als ‚**Bewusstseinsspaltung**' und ‚**dass er sich irgendwie durch Stimmen verfolgt fühlt.**' Daraufhin greift die Referentin ‚**Stimmen**' als **Referenzteil** auf. Sie will jetzt dem Patienten Gelegenheit geben, über ‚**die Stimmen**' weiterzuerzählen. Außerdem signalisiert sie ihm somit ebenfalls **Interesse**, darüber mehr zu hören. Der Patient beginnt dann auch über **die Stimmen** zu räsonieren und beschreibt, wie er durch seinen Vater in die Klinik kam. Dabei stellt er **zwei Inhalte einander gegenüber**: Einerseits beschreibt er, ‚**wie unwirklich er irgendwie die Stimmen gehört hätte**'. Also ging es um ‚**unwirkliche Stimmen**'. Demgegenüber stellt er ‚**Stimmen**' als Vorgang mit Prädikationsteilen: „**Das sind aber keine Stimmen, d/ d/, das hat aber wie eine Stimme geklungen, aber das ist keine Stimme, die/ die * die sind vorbeigelaufen und haben geredet.**" Anschließend noch „**Die hat/ d/ die (Gestalten) hab ich in Umrissen gesehen, richtig * uäh, und (…) das hat so geklungen so unwirklich * also ich weiß nicht ob des ne Stimme ist oder, eine innere Stimme**" (Rohen 2016, S. 290).

Die Referentin wiederholt dann ‚**innere Stimme**' als Referenzteil, damit der Patient die Gelegenheit hat darüber weiterzuerzählen. Das Dialogangebot nimmt der Patient zunächst an, sagt aber dann abrupt „**Innere Stimme hab ich keine.**" (Rohen 2016, S. 290).

An dieser Stelle stehen somit der Referenzteil ‚**unwirkliche innere Stimme**' dem Prädikationsteil (Vorgang), ‚**dass er keine innere Stimme hat**', **als Widerspruch einander gegenüber**. (Durch den Referenzteil wird über ‚**die Stimme**' selbst etwas ausgesagt, durch den Prädikationsteil, **was damit geschieht** oder **was diese mit einem macht**).

Daraufhin berichtet er, dass es auf der Station dann mit den Stimmen angefangen hat, dass er ‚**Armin Hary, der Olympiasieger**' sei. Die Referentin wiederholt ‚Olympiasieger' als Referenzteil (Substantiv), um jetzt drüber mehr zu erfahren. Der Patient nimmt wieder das Dialogangebot der Referentin an und erzählt weiter über seine Überlegungen, ob er **Armin Hary** sein könnte. (Rohen 2016, S. 292f.). Im weiteren Gespräch erzählt er dann mit **Prädikationsteilen** darüber, was die ‚**Stimmen gemacht haben**'. Hier stehen jetzt **mehrere Vorgänge einander gegenüber**: einerseits ‚**dass die Stimmen ihn gequält haben**' und andererseits ‚**wenn sie ihn überhaupt gequält haben**' oder ‚**vielleicht gar nicht gequält haben**'. Hier unterbricht der Patient das Gespräch plötzlich mit der Feststellung, dass „**das Gespräch erlöst ein bisschen**" und fährt dann fort mit „**(was heißt erlöst), ich kann schon sagen erlöst, doch v/ von dem/ von dem, Zwang (innen), von dem Zwang * da/ da wird man gelockert**." (Rohen 2016, S. 294). Im weiteren Gesprächsverlauf greift die Referentin nicht den ‚**Zwang**', sondern die ‚**Stimmen**' als Referenzteil auf. Sie will mehr über die ‚Stimmen' erfahren, weil gerade die Stimmen ‚in seiner Gedankenwelt' ihn bestimmen und einengen. Die Möglichkeit, jetzt darüber **sprechen zu können** trägt zur **Spannungsreduzierung** bei, wie der Patient es auch selbst ausdrückt. (vergl. Rohen 2016, S. 18). Auch bei gesunden Menschen lassen sich manche Spannungen und Blockaden im Gespräch lösen. Anschließend fährt der Patient dann fort mit ‚**Schizophrenie**' und fragt, ob er ‚**eine gescheiterte Existenz**' sei ‚**weil er in der Klinik gelandet ist**', was er dann ausführlich mit vollständigen Äußerungen beschreibt.

Ohne dass der Patient es direkt ausdrückt, scheint ‚**das Stimmenhören**' bzw. ‚**die Stimmen**' für ihn ein zentrales ‚plagendes' Problem zu sein (Rohen 2016, S. 84). Die Referentin will auch in dem weiteren Gespräch auf die Stimmen als Referenzteil (Substantiv) eingehen. Sie verbindet diese anschließend mit **Sehnsucht** und **verschiedenen Frauentypen** wie **Melina ‚Mercury'** und **‚Brigitte Bardot'**, (weil der Patient diese in vorhergehenden Gesprächen erwähnt hat). Außerdem ergänzt er es mit ‚**So-**

phia Loren‘ und ‚**Senta Berger**‘, wie auch mit den Äußerungen alles Frauen „**aber die die will ich ja gar nicht, die kann ich nicht haben, des des ist mir klar.**“ (Rohen 2016, S. 296). Die Referentin geht auf das Dialogangebot des Patienten mit einer **abstimmenden Äußerung** ein (s. Rohen 2016, S. 23).

> R: Des ist klar, aber vielleicht verkörpern die Ihnen etwas, was so * äh was sie auch mögen, vielleicht gibt's auch andere Schauspieler, die sie gar nicht mögen, <u>also mir geht es so</u>, ich sage das au/ nicht um sie zu belehren, überhaupt nicht, weil des des/ da hab ich keine Ahnung, aber * mir geht es auf jedenfall so, daß so bestimmte Schauspieler mag ich und
> P: ja und
> R: bestimmte nicht, und dann die Filme zum Beispiel guck ich eher andere gar nicht (…)

Hier unterbricht der Patient sie zustimmend mit „so geht's mir auch“ in einer emotional positiven Grundstimmung. Daraus ergibt sich dann die gegenseitige Akzeptanz als Fundamentalbotschaft einer gelungenen Kommunikation (s. Rohen 2016, S. 22f.).

Anschließend ergänzt die Referentin die vorige Äußerung mit „**alleine bin und so, dann krieg ich plötzlich Sehnsucht * und das ist eigentlich des ist verständlich und vielleicht eben so=ne Hew/ so so=ne …**“ Jetzt unterbricht der Patient sie mit „(…) **kommt auf einmal dann * dann kommt auf einmal die Stimme, das kann sein** …“ (Rohen 2016, S. 307). Anschließend greift die Referentin wieder **die Sehnsucht** auf und dass sie beide festgestellt hatten, „**dass so=ne Sehnsucht kommen könnte**.“ Dem stimmt der Patient jetzt zu:

> P: Doch, des stimmt schon, des stimmt, ja* Die Sehnsucht, die die hab ich auch gehabt, natürlich * wenn ich zu Hause im Bett lag und **einsam** war und * **niemand war da** oder irgendwie oder ** **allein** in der Wohnung und so * und ** oder **allein spazieren laufen** und so und des des mag ich nicht, **allein zu sein mag ich nicht**, ich möchte Gesellschaft, brauch ich * ich brauch Gesellschaft ** Oder ich brauch **ich brauch eine Freundin** und so was, des brauch ich auch * und * ich * **such mir eine**, wenn ich raus komm und auch

hier drin ei/ schon eine, von den Patienten, isch auch egal, ich mein, die sind, die sind zwar nichts da, die Patientinnen, nicht alle, gut, aber die meisten, womöglich gut aber, so zum zum zu/ daß man **nicht alleine isch**. (Rohen 2016, S. 308).

Diese Äußerungen zeigen, dass der Patient hier in der **gemeinsamen Wirklichkeit**, in der Realität, wenigstens kurzfristig, gelandet ist (s. Rohen 2016, S. 115). Das ist nur möglich, weil die Referentin auf ‚**Stimmen**', ‚**Sehnsucht**' und ‚**Melina Mercury**' wiederholend **als Referenzteile** eingegangen ist, worüber sie mehr wissen wollte. Diese Dialogangebote hat der Patient angenommen. Diese Angebote haben ihm auch gezeigt, dass die Referentin **echtes Interesse** daran hatte.

In den letzten Gesprächen geht es wieder um die ‚**Stimmen**', und zwar fragt die Referentin **abstimmend**, ob er je an den ‚**Stimmen**' gezweifelt hat (Rohen 2016, S. 314).

R: Sie haben nie eigentlich daran gedacht, oder daran gezweifelt, daß daß die **Stimmen** wahr sind, also Sie
P: Doch, da habe ich daran (gezweifelt).

Anschließend sagt er aber, ‚**dass er an sich glaubt**'. Hier folgt dann eine **abstimmende Frage** der Referentin: „**und wie glauben Sie an sich selber, wie wie meinen Sie das**". In seiner Antwort glaubt er einerseits, dass er ‚**<u>keine Stimmen hört</u>**' und dass er ‚**<u>nicht schizophren ist</u>**', **stellt aber das wieder auch teilweise in Frage** (Rohen 2016, S. 315).
P: „Ob ich an mich selber glaube, das/ das ist * daß ich **keine Stimmen höre** und daß ich **nicht schizophren bin**" … dann folgt eine entgegengesetzte Vermutung „Daß ich **Stimmen höre, das könnt sein aber das glaub ich nicht ** nee das glaub ich nicht**".

Dann folgt erneut eine abstimmende Frage der Referentin „… **warum glauben Sie nicht dran * ist es dann irgendwie, einfach schon, Begriff, nhn der dann <u>ganz schlimm ist</u>"** (Rohen 2016, S. 315). Der Patient **<u>bejaht</u>** die vorige Vermutung der Referentin mit einem ganzen Satz. P: „**Ja ist es ist es, so ist es, genau, nhn**" (Rohen 2016, S. 315). Die Referentin stimmt der Antwort des Patienten zu mit „**Und weil der Begriff so**

schlimm ist, dann, dann“ Hier **unterbricht** der Patient die Referentin und fährt unmittelbar fort mit „**Schieb ichs wieder weg**“ (Rohen 2016, S. 315). Darin zeigt sich die innere Angst, das ‚Schlimme‘ nicht zulassen zu wollen, sondern es zu verdrängen. Dadurch **erhöht** sich dann **die innere Spannung**. (Es folgt eine weitere Unterhaltung über ‚**Schizophrenie**‘ mit ganzen Äußerungen).

Die **Stimmung** wird danach **entspannter** und zum Schluss sagt der Patient, „**er höre jetzt keine Stimmen**“ **und** „**es gehe ihm besser**“ (Rohen 2016, S. 319). Nach der Möglichkeit der Aussprache durch meine Gesprächsführung wird die **Spannung reduziert** und zeitweise sogar **gelöst**. Der Patient stellt seine **übersteigerten Ideen in Frage und „landet“ zeitweise in der gemeinsamen Wirklichkeit**.

In den Gesprächen nach Weihnachten spricht er öfters noch über ‚**seine Stimmen**‘, insbesondere über ‚**die Melina Mercury**‘. Die Gespräche bewegen sich sowohl in der **gemeinsamen**, als auch in **seiner eigenen Wirklichkeit** (s. Rohen 2016, S. 34f.).

Im Abschlussgespräch stellte der Patient fest, dass die ‚**Schizophrenie eine Krankheit sei**‘. Im Gegensatz dazu sei „**verrückt**“ ein ‚**Zustand**‘ aber ‚**keine Krankheit**‘. Außerdem sei er ‚**verrückt**‘ oder ‚**verwirrt**‘, nicht aber ‚**schizophren**‘. (Rohen 2016, S. 358ff.). Darin äußert sich wieder die Polarisierung.

Dieser Gesprächsabschnitt verlief hauptsächlich mit Hilfe von Referenzteilen. Es ging hier entweder um den ‚**Zustand des Verrücktseins**‘ oder um ‚**die Krankheit Schizophrenie**‘. Zum Schluss verabschieden sich beide und der Patient stellt abschließend noch fest: P: „**Also hinzuzufügen, weiß auch nicht (…) das weiß, was ich zu sagen habe, das habe ich gesagt**.“ (Rohen 2016, S. 364).

Der Abschied geschieht in einer **entspannten Stimmung**, weil der Patient nach seinen eigenen Worten ‚**alles gesagt hat, was er sagen wollte**‘, welches durch die Art der Gesprächsführung möglich wurde.

Im Laufe der Gespräche zogen sich die **Referenzteile** – (bestehend aus Nominalteilen mit oder ohne Bestimmungen) – ‚**Schizophrenie**', ‚**Stimmen**', ‚**Melina Mercury**', ‚**Sehnsucht (nach Freundin)**' als ‚**roter Faden**' durch die Gespräche. Außerdem konnte Patient P. dann ausführlich dann berichten, was er mit diesen Inhalten bzw. Themen erlebte; und was sich damit abspielte oder geschah. (Dies geschah dann mit Prädikationsteilen und teilweise mit ganzen Sätzen). Durch das Wiederholen von Referenzteilen hat die Referentin den Patienten unterstützt, gerade seinen ‚**Gesprächsfaden**' weiterzuführen und sich nicht **nur ohne roten Faden in das momentane Erzählen von verschiedenen Ereignissen zu verlieren**.

Der Patient T. hat sehr häufig an seinen eigenen Gedanken gezweifelt bzw. diese gegeneinander polarisiert, wie oben dargestellt. Im Abschlussgespräch entscheidet er sich dann aber dafür, dass er ‚**nicht schizophren sei**', aber (nur) ‚**verrückt**', was ein ‚**Zustand**' aber ‚**keine Krankheit**' sei. Während der Gespräche war er nicht nur ‚**in seiner Wirklichkeit**', sondern befand sich oft in der **gemeinsamen Realität**.

4.2.5 Gesprächsführung mit dem Patienten M. (Gespräche in Rohen 2016, S. 91–109 und S. 367–462)

Der Patient M. befasste sich hauptsächlich mit ‚Fußball', bzw. ‚mit dem Fußballspielen in der Nationalmannschaft mit Beckenbauer'.

Zunächst sprach er darüber, dass er ‚**als Star in der Mannschaft** nur an sich interessiert war, ohne eine wirkliche Wertschätzung der Mitspieler' (Rohen 2016, S. 367–368). Außerdem fühlte er sich **Beckenbauer ähnlich** bzw. als ‚**Beckenbauer**'. Weiterhin sagte er, dass er sich nur profilieren wollte, zudem ‚eine andere Sprache' hatte. (Er meinte wohl ‚ein anderes Level'). Die Unterhaltung verlief dann in weiteren Gesprächen mit und ohne Wiederholung von **Referenz- und Prädikationsteilen** oder **von ganzen Äußerungen** (Rohen 2016, S. 372) mit ‚**Besinnung**' (S. 372), ‚**Angst vor Menschen**', ‚**Verzweiflung**', ‚**Schocks**', ‚**Füße**', ‚**Brutalitäten**', ‚**Männergesellschaft**', ‚**Hilflosigkeit**' (Rohen 2016, S. 370–375).

Nach einigen Gesprächen bemerkte die Referentin, **„Ja, Sie – oder wir – wollten kurz zusammenfassen“, *ist Ihnen was so hängengeblieben? *4***

Daraufhin antwortete der Patient mit langen, in sich verständlichen Äußerungen:

> P: Also, (das) waren ganz * wichtige ** äh Themen * äh es geht * um die ** Ursachen von * meinem Unglück * von * meiner Verzweiflung und ** äh ** wir * sprachen viel * über die * Fußball * äh spiele * über die * Männergesellschaft, die ** Brutalitäten * und äh äh, ja * praktisch meine Hilflosigkeit * mich * da zu behaupten oder abzureagieren *ja? * so daß ich * viel * mich geweigert hab, (daß ich) viel * äh ** ja ** äh Frust bekommen, so daß ** das Leben * mich * nicht mehr gefreut hat. (Rohen 2016, S. 375).

Hier greift die Patientin **nicht** den **Prädikationsteil** (Verbalteil) **‚nicht mehr gefreut hat‘** auf sondern den **Referenzteil** (entsprechend Substantiv), „ **Das Leben**“. Der Patient nimmt daraufhin das **Dialogangebot** der Referentin an, mehr über **sein Leben** zu erzählen:

> P: [SEUFZT] Ja * ich hatte kein ** richtiges Bild von einem glücklichen Leben, ich hatte fast keine Idee, ich konnte das Gespräch nicht führen, außer über die Fußballspieler, über * die Welt ähäh * Meisterschaften und die * deutsche * Meisterschaft * und erst in der Klinik hab ich * gelernt* äh über * über alles zu sprechen, ja, und, Frau Rohen [SPRICHT ROHEN I.F. ENGLISCH AUS], mich kreativ zu betätigen, ja?, so daß praktisch das Leben jetzt immer gut ist und nicht * ich äh langweilig äh bin und äh Zigaretten rauche und * beschimpfe den Doktor oder den Nachbarn.
> R: Mhm * Den Doktor oder den Nachbarn. (Rohen 2016, S. 375).

An dieser Stelle fasst die Referentin **‚den Doktor‘** oder **‚den Nachbar‘** als **Referenzteile** auf und wiederholt diese. Der Patient will aber offenbar an seinen Erzählfaden **„Leben als berühmter Fußballspieler“** anknüpfen.

> P: Ja. Es gibt viele * äh Menschen, die * äh *äh * ja * äh sich wünschen * äh Frieden und * äh Freundschaft oder Glück und * äh es war ein Fehler, ein großer Fehler * daß ich äh praktisch ** äh * man sagt * hochmütig [HOCHMÜTIG WIE IN „“ GESPROCHEN] * äh * war **äh *ja, ich mußte der Größte sein, ja?, in der Familie * in Reutlingen oder also:/ es war zuviel, ich *äh * äh, ja bin ** vielfach angegriffen worden, weil * einfach ** äh * ich **manche * Mitmenschen nicht** * äh ** äh * na: so: * akzeptiert * hab. (Rohen 2016, S. 275–376)

Die Referentin wiederholt hier ‚**manche Menschen**' (Substantiv mit Attribut) und macht daraus einen **Referenzteil**, weil sie darüber mehr wissen möchte. (Außerdem steht es am Ende der Äußerung des Patienten. Der Patient nimmt das Dialogangebot der Referentin an und antwortet mit „Ja * sogar manche Professoren, manche * Politiker von äh Baden-Württemberg, (ich) hab viele getroffen und ich hab * mehr so manchmal Witze gemacht über irgend einen * **berühmten Mann**, den ich ge*sehen hab.“ (Rohen 2016, S. 376).

Die Referentin wiederholt den „**berühmten Mann**“ als **abstimmende Frage** (mit steigender Intonation). Der Patient fasst das Wiederholen von „**berühmten Mann**“ seitens der Referentin erneut als Dialogangebot auf und fährt fort mit:

> P: Also * ich hab sehr viele * äh * hm ** äh getroffen äh Politiker, Sportler natürlich * Professoren und * im Ausland * äh in unserer Mannschaft * es waren viele Geldgeber * wir sind nur mit Mercedes und BMW gefahren * ja ?* und es war * äh gute Stimmung als wir * erfolgreich waren * aber * als der Erfolg vorbei war * und * als ich nicht mehr so schnell war und * äh dann gab es Journalisten, die geschrieben haben, M. * versagt, ja?, M. * Flasche * (und) ich hab mir das zuviel zu Herzen genommen, ja? * statt * äh das Leben me/ mehr zu lieben, ja? * im Alltag. (Rohen 2016, S. 376).

Die Referentin wiederholt den Referenzteil ‚**Leben**' (Substantiv), worüber der Patient jetzt Gelegenheit hat weiterzuerzählen. Hier greift die Referentin nicht die Bestimmung ‚**im Alltag**' zum Referenzteil ‚**Leben**' (Substantiv) auf, sondern nur das Leben, weil sie Genaueres über Leben und **nicht über Leben im Alltag** erfahren möchte. Der Patient nimmt das Dialogangebot an und antwortet mit:

> P: **Ja * [STÖSST LUFT AUS] so das erste * über das Leben * ich * äh Klarheit gewonnen hab als ich * vor dem Selbstmord äh stand.** (Rohen 2016, S. 376).

Anschließend erhält der Patient über sein Leben vor dem Klinikaufenthalt und über die Gründe, die zum beabsichtigten ‚**Selbstmord**' geführt haben. Die Referentin wiederholt den Referenzteil ‚**Selbstmord**' mit steigender Intonation, somit als eine abstimmende, nicht als eine invasive Frage. So zeigt sie sowohl **Interesse**, mehr darüber zu hören – als auch **Respekt** dem Patienten gegenüber. Auch die **Nähe – Distanz – Regelung** bleibt dadurch bewahrt.

Trotz fehlender syntaktischer Mittel ergibt sich eine kausale Verknüpfung auch hier aus dem Kontext.

> P: Ich hatte so viele Schmerzen in den Füßen * und in der Seele, ja?, **die** ham dann dumme Witze gemacht über mich, ja? * und **die** ham mich mehrfach * also * äh * ja man kann sagen **zusammengeschlagen.** (Rohen 2016, 376).

Durch die Art seiner Äußerung mit ‚**dumme Witze**' und ‚**äh**' zeigt sich, dass die erwähnte Situation ihm schwergefallen ist. Die Referentin greift jetzt „**Wie?**" als eine abstimmende Frage auf und sofort anschließend ‚**die**' als Referenzteil (bestehend aus Pronomen), nicht die ‚Teilprädikation' ‚**zusammengeschlagen**' (Bestandteil Verb im Perfekt). (Durch das Aufgreifen der Teilprädikation ‚**zusammengeschlagen**' würde sie mehr Interesse auf den **Vorgang** als **worüber** zeigen). Durch ‚**Wie**', ‚**die**', animiert sie den Patienten mehr über ‚**die**' – (die also die dummen Witze gemacht haben) – zu erzählen. Der Patient nimmt dieses Dialogangebot an und erzählt, **wen** er mit **die** meint:

> P: **Die Männer**, die * **Konkurrenten**, die Gegner *6* so daß ** ja ** sie merken * ich bin etwas * geschwächt * ich bin etwas * genervt *

> ja? * es ist das Problem * für * **einen Job** *ich kann **den ganzen Tag** * nicht * durchhalten. (Rohen 2016, S. 379).

Die Referentin will an dieser Stelle wissen, was der Patient mit ‚**den ganzen Tag**' (als Bestimmung zum Referenzteil **Job** (Substantiv) meint); – nicht also über den Prädikationsteil ‚**durchhalten**' (Verb). Der Patient antwortet, dass er „**zu müde und krank geworden ist und dass er noch Zeit braucht, bis er das Leben richtig gewinnen kann.**" Die Referentin fährt fort mit ‚**Leben**' (Substantiv) als Referenzteil, weil der Patient sich in den vorigen Gesprächen damit beschäftigte. Dieses Dialogangebot nimmt der Patient an und erzählt, was er mit ‚**Leben**' meint:

> P: **Es war wie ein Gefängnis in mir* ja? * bei Mutti und in den Spielen (aber) viel mehr nicht.** (Rohen 2016, S. 377).

Die Referentin macht wieder aus „**Gefängnis**" einen Referenzteil, will also darüber mehr hören, und wiederholt ‚**Gefängnis**' mit steigender Intonation als eine abstimmende nicht als eine invasive Frage. Dadurch berücksichtigt sie außerdem die **Nähe – Distanz – Regelung**. In den folgenden Äußerungen beschreibt der Patient dann, was er mit „**Gefängnis**" meint:

> P: Nö * also innerlich ich war unfrei * ja? * ich war praktisch * von den höchsten Zielen * äh * verrückt, ja?, [OHNE ERREGUNG] ich mußte ein Weltmeister sein, ich muß, ich muß, ich muß Tore schießen * ich muß jeden Tag trainieren, ich muß * den andern helfen, ja? * es war / eine * Routine geworden, ja? * und ich war **gefangen**. (Rohen 2016, S. 377).

Hier greift die Referentin ‚**gefangen' als Zustand**, als Referenzteil auf, worüber sie Genaueres hören will – ist also daran interessiert. Darauf erzählt der Patient, dass „gefangen" für ihn „**Abhängigkeit von Mannschaft, von dem Trainer, von dem Geldgeber, von den Journalisten, eine niederschmetternde Erfahrung im Fußball bedeutet**". In dieser Schilderung entfernt er sich wieder von unserer gemeinsamen Wirklichkeit, von der Realität. Die Referentin will ‚**seine Erfahrung im Fußball**' trotzdem vertiefen und wiederholt ‚**niederschmetternd**'. Darauf betont der Patient erneut ‚**die Brutalität**' im Fußball, wie schon in den ersten Gesprächen. Anschließend erweitert er ‚**Brutalität**' auf ‚**die ganze Mannschaft**':

> P: Es ist katastrophal, die ganze Ge/Gesellschaft ist so krank, ja? * so/ ich ertrag die Großstadt nicht mehr, ich ertrag die vielen Leute nicht mehr * und ich möchte bitte meine Ruhe haben * und * meinen * Frieden, mein * kleines Glück und nicht die typischen * äh * ja * äh Strukturen von * äh Geld * und ** äh ja Konkurrenz * (und) Macht äh f/ streben, von ** äh Profitgier, ja? * Geschäfte machen, üble Geschäfte * und * von ** äh ** ja* praktisch Luegen, (ja?) Luegen, den Boris mies machen * oder ** ja * also destruktiv äh zerstören, ja? * des ist so primitiv und so feindselig * viele **Männer**, ja? * äh und also, mir fehlen da fast die Worte * **Wo gibt es eine/ Wo gibt** (Rohen 2016, S. 378).

Hier unterbricht ihn die Referentin und wiederholt Männer als Referenzteil „**Männer? Männer**" (Substantiv), um zu erfahren, was der Patient darüber weitererzählen möchte. In den vorigen Gesprächen hat er ja über ‚**Männer**' im Zusammenhang mit der ‚**Brutalität**' gesprochen. Der Patient nimmt aber dieses Dialogangebot **nicht an**, sondern knüpft diese an seine vorige Äußerung „**wo gibt es eine/wo gibt**" und fährt mit „**es eine Familie**", erweitert auf seine ‚**eigene Familie**' fort.

> P: es eine Familie, die richtig glücklich ist * die äh * äh hilft oder etwas vormacht, das gibt es, ja? * aber * äh oft die Familie ist nicht mehr * äh * intakt und * äh da muß ich sagen * äh ich hab (von) dem Fußball in unsre, eigentlich gute Familie viel * äh * **Unfrieden** ** gebracht * ja? (Rohen 2016, S. 378).

An dieser Stelle wird sichtbar, dass der Patient über **seine Familie** und **seine Biographie** erzählen will. Ich gebe ihm im Laufe der Gespräche durch **meine Gesprächsstrategie die Möglichkeit, darüber zu erzählen**. Die Referentin lockt wieder einen Referenzteil aus und wiederholt „**Unfrieden**" mit steigender Intonation als eine abstimmende Frage. Daraufhin schildert der Patient, wie er seine eigene Familie **angegriffen** hat, weil er **nicht in der Bundesliga, in der deutschen Mannschaft war**, sondern

nur in der „Oberligamannschaft“ *die* na: also nicht immer so super war. Hier nähert sich der Patient der **gemeinsamen Realität.**

> P: Ich hab * die ganze Familie praktisch * äh angegriffen, ja?, weil * äh ich na/nicht ganz oben war in der Bundesliga, in der deutschen Mannschaft * sondern nur * in/ in (einer) **Oberligamannschaft** * die * na: also * **nicht immer super war**. (Rohen 2016, S. 378)

Die Referentin wiederholt hier „**die Oberliga**“ mit steigender Intonation als Referenzangebot. Daraufhin unterrichtet er sie darüber:

> P: Oberliga ist nicht die höchste Liga, man sagt **Amateuroberliga**, ja? das ist so praktisch eine **Halbprofimannschaft** ** mehr so am **Feierabend** * äh trainieren * jeden Tag und am Samstag ein Spiel, also * ich hab nicht **die großen Geschäfte gemacht**, ich hab meine Füße ** kaputtschlagen lassen ** und * ich hab bitter ** also * gebüßt, gejammert. (Rohen 2016, S. 379).

Die Referentin wiederholt den Referenzteil „**keine großen Geschäfte**“ (Substantiv mit Bestimmungen), will also mehr darüber wissen. Darauf antwortet der Patient nur mit „**Ne**“. Um das Gespräch weiterhin im Gang zu halten, geht sie nicht auf den Patienten ein mit der wiederholenden Strategie wie bisher. Sie stellt jetzt eine **invasive Frage „Hat man das erwartet?“** Außerdem betont sie diese dann noch mit „**Wer hat das erwartet?**“ Dadurch bricht sie die **Nähe-Distanz-Regelung** und berücksichtigt zudem nicht, dass Menschen mit schizophrenen Störungen **keine invasiven Fragen ertragen**. Wie in der vorliegenden Arbeit in Bezug auf die Krankheit schon festgestellt wurde, geht der Patient aber nicht auf die Frage ein. Anders als in Rohen (2016, S. 95) erwähnt, ist m. E. seine Antwort doch **inkohärent**, weil diese nicht im **Sinnzusammenhang zu der gestellten Frage steht** (s. Kohärenzdefinition in Rohen 2016, S. 33f.):

> P: Also * der Fußball ist eine große Chance * sozial * aufzusteigen, [RESIGNIEREND] **nur ich hab es nicht geschafft** * es gibt vielleicht vierhundert Spieler in Deutschland *die* bekommen so über hunderttausend Mark im Jahr * und die bekommen (ja) vierhun-

> derttausend oder dreihundert*tausend **und ** es gibt * **vier Millionen** * Spieler * (in) Deutschland. (Rohen 2016, S. 379).

Anschließend geht die Referentin wieder auf den Patienten ein und wiederholt etwas ungläubig mit steigender Intonation „**Vier Millionen**?" daraufhin erneut „Vier Millionen?" Jetzt nimmt der Patient das Dialogangebot der Referentin an und erklärt, was er mit „Vier Millionen Spieler" genauer meint:

> P: Ja * Mit Jugendspielern * mit * Amateuren, mit *den äh alle *3* u:nd des bedeutet, daß fast * äh * von tausend * nur **einer** * äh wirklich * be/genug äh * ja berühmt ist und * äh reich. (Rohen 2016, S. 379).

Wichtig und interessant ist hier, dass der Patient einerseits zwar inkohärent das Gespräch weiterführt, andererseits aber sagt, ‚**dass er es nicht geschafft hat**'. So sind wir in der Realität gelandet, wenigstens kurzfristig. Das Gespräch mit der Referentin scheint ihm aber wichtig zu sein, weil er es trotz des gegenteiligen Gesprächsangebots seitens der Referentin zugibt, ‚dass er es nicht geschafft hat'.

Durch die Art der Gesprächsführung sind ja auch **Vertrauen** und **gegenseitiger Respekt** entstanden, was die Fundamentalbotschaft eines jeglichen Gesprächs überhaupt ist (s. Rohen 2016 S. 23). Die Referentin interessiert sich nun genauer, was er mit **einer** meint und wiederholt es als Referenzteil. Hier nähert sich der Patient erneut der gemeinsamen Realität mit „P: **Also nur ganz wenige, vielleicht vielleicht einer von tausend oder *8* so, es war eine Illusion**." (Rohen 2016, S. 379). Jetzt greift die Referentin ‚**Illusion**' als Referenzteil (Substantiv) auf, worauf der Patient mit **„und dann der Zusammenbruch"** antwortet (Rohen 2016, S. 379). Dies ist als Folge der **‚Illusion**' aufzufassen, ohne dass er mit syntaktischen Mitteln Kausalität herstellt.

Anschließend spricht er nicht weiter über ‚**Zusammenbruch**' sondern wechselt zum ‚Thema **Leben**', wie in den ersten Gesprächen. (Rohen 2016, S. 380). Außerdem schildert er mit kohärenten Sätzen das Leben in der **Psychiatrie**, die am Anfang ein Schock für ihn war, dann aber sich zum **Positiven** veränderte. Daraufhin erfolgt dann noch Unterhaltung über **Fußball, Oberflächlichkeit, sowie über Brutalitäten und Angst** wie in den ersten Gesprächen. Außerdem erzählt er noch wie **feindselig** Fußball ist mit vielen **Schocks, Verzweiflung und Schmerzen**. (Auch diese Inhalte wiederholen sich öfters im Laufe der Gespräche. (Rohen 2016, 380–390). Die Stimmung ist aber **entspannt** und **heiter**. Zum Schluss stellt er noch fest: „**Wenn Sie mitspielen ist es vielleicht nicht mehr so brutal**", worauf beide lachen (Rohen 2016, S. 391). Das Gespräch endet mit der Feststellung, dass es auch was anderes gibt als Fußball – z. B. Tischtennis oder Billard (Rohen 2016, S. 391).

Durch die Wiederholung von hauptsächlich Referenzteilen (bestehend aus Substantiven), wie eben gezeigt, konnte der Patient über **Fußball und seine Erlebnisse** und **Erfahrungen in freundlicher, zugewandter Stimmung auf Augenhöhe erzählen**. Durch die ‚**wiederholende Strategie**' sowie **abstimmende Fragen** zeigte die Referentin **echtes Interesse** und **Respekt** ihm gegenüber. Wichtig ist hier zu erwähnen, dass der Patient sich des Öfteren der **gemeinsamen Wirklichkeit näherte**. Im darauffolgenden Gespräch ging die Unterhaltung dann weiter mit Wiederholungen von ‚**Fouls**', ‚**Sieg**', ‚**Geld**', ‚**Ruhm**', ‚**Brutalitäten**' **und** ‚**kaputte Füße**' (Rohen 2016, S. 393). Im weiteren Gesprächsverlauf musste die Referentin ihn aber mehrmals zum Weitererzählen ermuntern. Der Patient wollte jetzt wissen ob sie das mit dem ‚Fuß **psychologisch**' meinte (Rohen 2016, S. 393). Authentisch verneint die Referentin dies und antwortet mit

> R: **Nitt öh, einfach auch nicht/ nicht einmal psychologisch, einfach, wenn Sie darüber einfach erzählen über den Fuß** (Rohen 2016, S. 393).

Zunächst zögert der Patient noch und sagt nur „Mhm mhm" (Rohen 2016, S. 393). Die Referentin gibt aber nicht nach und betont ihr Interesse mit einem ganzen Satz: „**Das** interessiert mich." Daraufhin erfolgt die Antwort des Patienten:

> P: So * es war * mhm * mein * äh Traum, ja * meine Illusion, zu einem großen äh Weltspieler, zu kommen und, (zu Millionen) * es hat fast geklappt aber * im Endeffekt, es ging, äh, in die Klinik. * so: Selbstmord und Depressionen. (Rohen 2016, S. 394)

Im obigen Gesprächsabschnitt geht das Gespräch durch Wiederholen von Referenzteilen ‚**Gegenspieler**', ‚**Konkurrenten**', ‚**Selbstmord**' bis zum **Klinikaufenthalt** weiter (Rohen 2016, S. 394). Die Referentin wiederholt hier ‚**Selbstmordversuch**'. Anschließend ergänzt sie noch „**wegen den Fouls und äh Gegenspieler, und können Sie darüber noch ein bisschen ...**" Der Patient **unterbricht** mit „Mhm"; die Referentin beendet dann ihre unterbrochene Äußerung mit „erzählen". (Rohen 2016, S. 394).

Daraufhin vergleicht der Patient sich noch mit ‚**Rummenigge**' und ‚**Beckenbauer**' und betont, dass er die ‚**Schmerzen**' nicht mehr verdrängen kann, was ‚**das Abbild der ganzen Männergesellschaft ist**' (Rohen 2016, S. 395). Zwischen ‚**Schmerzen**' und ‚**Abbild der ganzen Männergesellschaft**' **fehlt eine verbindende Konjunktion**. Trotzdem kann man aus dem **Kontext** heraus verstehen, dass ein Zusammenhang zwischen ihnen besteht. Jetzt wiederholt die Referentin den Referenzteil ‚**Männergesellschaft**', worauf der Patient nur mit ‚**ja**' antwortet. Die Referentin will aber mehr darüber wissen und drückt ihr **Interesse** mit einem ganzen Satz aus „**Das interessiert mich**". Es folgt die Erklärung des Patienten:

> P: Ja, also, keine Fairness, kein Respekt * und, auch keine großen Fähigkeiten * Neid, Haß, miese Geschäfte * und, äh, die Klappe offen (Rohen 2016, 395).

Die Referentin wiederholt „**Miese Geschäfte**". Es erfolgt nur die ‚Antwort' mit „Mhm". Die Referentin versucht es mit einer **abstimmenden Frage**: „Des interessiert mich jetzt, wie/wie meinen Sie miese Geschäfte?" (Rohen 2016, S. 395)

Der Patient gibt keine Antwort. Anstelle dessen gähnt er nur. Jetzt versucht es die Referentin mit einer abstimmenden Frage: „**Oder was sind miese Geschäfte? ** kann man das genauer beschreiben?**" (Rohen 2016, S. 395).

Darauf antwortet der Patient mit „**Also um nochmal auf den Sport zurückzukommen**", was die Referentin mit „**mhm ja**" unterbricht. Darauf kommentiert der Patient verständnisvoll „**das ist für Sie natürlich nicht so wichtig.**" Es folgt aber die Erklärung der Referentin, warum es ihr trotzdem wichtig ist:

R: Doch, des ist mir äh schon wichtig, weil ich Sie dann besser versteh, weil das, etwas ist was eng mit Ihnen zusammenhängt, **wenn ich Sie verstehen will, dann ist das schon auch wichtig** (Rohen 2016, S. 395)

Durch die unterstrichene Äußerung der Referentin zeigt sich, wie behutsam sie die Kommunikation weiterführt (Thesen der Affektlogik Kapitel 1).

Jetzt „akzeptiert" der Patient das Dialogangebot der Referentin und antwortet darauf mit „Richtig* also man spricht äh von einem heutzutage *Spieler*material* das geformt wird, und weggeschmissen *4*". Hier wiederholt die Referentin „Geformt wird das Spielermaterial" (Rohen 2016, S. 395). Anschließend erfolgt ein Gesprächsabschnitt mit abstimmenden Äußerungen von ganzen Sätzen und Wiederholungen von Referenzteilen wie „Mitmenschen", „Mitspielern", „Studenten" (Rohen 2016, S. 396). Die Referentin schlägt vor, das Gespräch zu beenden, worauf der Patient mit „Nöh" antwortet. Die Referentin geht auf ihn ein und das Gespräch geht weiter (Rohen 2016, S. 397).

Hier erzählt er von seinem letzten Spiel, in dem er **‚auf den Kopf gefallen ist‘** und die **‚Angst‘ dann kam, ‚er daraufhin bald in der Klinik landete‘ und ‚wie er Selbstmord begehen wollte‘**. (Rohen 2016, S. 399).

Diese Gesprächsabschnitte verliefen mit **Prädikationsteilen** (d. h. mit **Verben mit Bestimmungen**), weil er in ihnen erzählte, **was geschah** und nicht **worüber** (s. Kap. 3):

P: Und ** na gut, Selbstmordversuch, es ** öh * hab ich nicht * aber, einfach klar sind die Idee/
R: Sie haben die nicht ja
P: Von (dem) Hochhaus runter zu springen
R: Vom Hochhaus runter zu springen?
P: Unter eine * äh Lokomotive zu gehen ** das hat mich Monate lang gequält
R: Auf eine Lokomotive?
P: Ja * unter den Zug zu legen
R: Unter den Zug **

P: Monate lang
R: Monate lang
P: Ja * ich war v ö l l i g ** am, Ende
R: Vor der Klinik?
P: Ja * aber dann, in dem der Klinik, es ist, nicht/ nicht mehr (…) kommen
(Rohen 2016, S. 399f.)

Nachdem er während unserer Unterhaltung die **Gelegenheit hatte sich alles „aus der Seele zu sprechen"**, ging die weitere Unterhaltung dann **entspannt** – hauptsächlich mit Prädikationsteilen – weiter. Er erzählte, was er in oder nach der Klinik machen wollte (Rohen 2016, S. 400–418). Trotzdem äußerte er sich aber immer wieder, dass sein ‚**Lebensziel**' war, ‚**Weltspieler zu sein im Fußball**'.

P: Weil ich wollte ja, als Lebens- *4* ziel * ein großer Spieler sein * ein Weltspieler, im Fußball? *6*
R: Weltspieler im Fußball? ** Weltspieler
P: Für den Beckenbauer, praktisch äh spielen ** (für die) deutsche *3* Nationalmannschaft
3
R: Deutsche Nationalmannschaft?
P: [SEHR LEISE] Ja *7* und gejubelt *3* hab ich * für ein ** Amateurmannschaft (Rohen 2016, S. 419)

Hier nähern sich die Äußerungen des Patienten unserer gemeinsamen Wirklichkeit.

In einem der letzten Gespräche bedanken sich beide für die geführten Dialoge was meistens hier durch die **Prädikationsteile** erfolgt, weil es sich um **Vorgänge, was geschieht** und **nicht worüber** handelt.

R: und Sie haben, unheimlich viel auch dadurch daß Sie so offen erzählt haben, jetzt auch öh * mir gebracht weil ich interessiere mich
P: hmh

R: öh * für die Sprache, für, die Erzählungen * und dadurch hoffe ich eben daß/ * öh * erhoffe ich eben daß ich da schon bisschen was zusammenstellen kann was
P: natürlich
R: was äh, bisschen vielleicht auch bringen kann
P: mit den Krankenschwestern * hmh meine Erfahrung * war ein guter Kontakt unmöglich **
R: unmöglich?
P: warum weiß ich nicht genau ** und zweitens * öhm ** der erste Schritt * in so einem ** hmh * * Haus der Verrückten zu gehen, der erste Tag * also das hat selten * (…) jemand gewagt * ja, weil das Bild von der Masse ist, daß wir Verrückten * die armen Irren, die (Rohen 2016, S. 423)

BEIDE LACHEN

R: [LACHEND] das ist sehr die Frage wer verrückt ist gell
P: recht recht, nicht wahr
R: [LACHT] ja ja, also, wie gesagt ich bedank mich sehr sehr, das ist sehr lieb
daß Sie das sagen
P: und deshalb *danke Frau Rohen, wir werden in Verbindung bleiben und * öh, wenn die Zeiten richtig gut sind * [LACHT] dann öh
R: LACHT MIT
P: vermutlich * öh ** (…) das Leben, öh, gut und schön
R: hm hm hm, ja, also des * ich mir auch * also wenn Sie sagen * dann ist es auch sehr, wenn ich auch alles so ge/ mir gehört hab und öh, was Sie so offen erzählt haben und, äh * ich dann einfach verschwinde, deshalb hab ich gesagt, daß ich äh so meine Adresse hinterlass ich, und dann haben Sie auch Möglichkeit, wenn Sie wollen, also mir mitzuteilen wenn Sie zum Beispiel auch nicht mehr hier sind, also so ne Arbeit, so ne Vertiefung dauert lang, bis ich das dann fertig hab, vielleicht hab ich natürlich auch zwischenzeitlich Frage, und dann kann ich Sie, äh noch mal fragen ob/ob Sie was dagegen haben, wenn ich äh, Sie was frage gell, dann nochmals und also, aber das **bleibt bei * bei Ihnen** (Rohen 2016, S. 424)

Gegen das Ende der Gespräche bedankt sich der Patient bei der Referentin für „**Ihr ernsthaftes Engagement**", was mit einem Prädikationsteil passiert (weil es hier wieder darum geht, was passiert und nicht worüber):

> P: Ich hab (...) keine Geheimnisse und bin, wirklich froh daß * Sie sich ernsthaft engagieren (Rohen 2016, S. 428)

Am Ende der Gespräche verläuft die Unterhaltung weiterhin **entspannt**, meistens mit ganzen Sätzen, mit oder ohne Wiederholungen. Wie empfindlich der Patient aber **affektiv** dann trotzdem **reagiert auf eine emotional ausnahmsweise schroffe Äußerung der Referentin** zeigt sich im folgenden Gesprächsabschnitt:

> P: Sie sind eine clevere Frau
> R: [VERLEGEN] Och* Sie sind * äh als Mensch aber auch jemand, der sehr
> P: Ne, das hat
> R: sehr viel denkt, also ich find gar nicht blöd. (Rohen 2016, S. 437)

Darauf antwortet der Patient mit einer inkohärenten Äußerung:

> P: Doch, also, Sie sind eine sehr * gute Frau * und zwar deshalb, es ist das meiste, die Großstadt, der Fußball, die äh Klinik oder */ es ist * alles äh * äh oberflächlich und viel geldabhängig * die Leute sind verblödet * die Leute sind dermaßen dumm und gehässig, ich kanns nicht mehr (rumtragen) **
> R: ja mhm
> P: ja äh und dann, wenn eigentlich ich glücklich bin, weil ich irgendwas äh (kleigere tantisch, sind neidisch) [NEOLOGISMEN?] und und und wollen mir den Fuß stellen, schlagen mir ins Gesicht und so Sachen, also ** äh Psychiater muss antanzen (Rohen 2016, S. 437)

Der Bruch zeigt sich an der Stelle, an welcher der Patient sagt, dass die Referentin „**eine clevere Frau sei**". Diese aber „erträgt" wohl nicht die Nähe und antwortet spontan mit „Och Sie sind * äh als Mensch aber auch jemand der sehr ... sehr viel denkt, also **ich find gar nicht blöd**." Sofort darauf **verschwindet aber der Sinnzusammenhang in der Äußerung des Patienten. Die Folge davon ist eine inkohärente Äußerung mit Neologismen „… kleigere tantisch, nicht neidisch**“ (Rohen 2016, S. 437)

Weil aber der kommunikative **Kontakt auf Augenhöhe mit Interesse und Respekt** sehr stabil geworden ist, bedankt sich der Patient anschließend erneut sehr herzlich und echt bei der Referentin. Dies geschieht mit ganzen Sätzen sehr „realitätsnah“.

> P: … und zwar * die Zusammenarbeit * ernsthaft * und nicht * nur * oberflächlich * nd * kontinuierlich, ja?, wir müssen * Tag für Tag uns * äh * äh * gegenseitig nützen und helfen, sonst ist das keine **Beziehung** * und * weil Beziehung * oft * das du * in den Vordergrund stellen, ja? * das bedeutet * das wir eigentlich nur glücklich sein können * wenn wir * äh **gute * Kontakte** pflegen * Tag für Tag * und damit natürlich (dann auch) Aufgaben * übernehmen und äh * natürlich mit Fehlern, mit * Schwankungen * so * das ist dann, Frau Rohen, das Leben, wir * verstehen zu leben, ja? * und es ist ein Elend, wieviel arme Seelen es gibt, wieviel kaputte Menschen es gibt, alle Krankenhäuser sind überfüllt, so * es ist/ wenn ein Mensch * fit ist, glücklich ist * der wirkt auf die Nachbarn, auf die äh Umgebung * sehr positiv * und wir zum Glück * äh sind * äh engagiert und fit und Sie können äh so * super * äh kichern, des gefällt mir natürlich * großartig ** [LACHT STILL] Worte, ähnlich * nur * äh * ich glaub, man braucht * oft * äh * nicht * viel machen wir, nächsten Dienstag * weiter. Ja? (Rohen 2016, S. 438)

Im letzten Gespräch verabschiedet sich der Patient und fasst alle Gespräche kohärent mit eigenen Sätzen zusammen, was größtenteils in der gemeinsamen Wirklichkeit geschieht …

> P: das wichtigste ist gesagt * und * nich/ *nicht nur gesagt * sondern **Sie ham ja praktisch * einiges vom Herzen genommen** * ja
> R: Vom Herzen genommen
> P: ja *3*
> R: Vom Herzen genommen (…)
> P: (…) die Schocks von der Brust ** das kümmert mich nicht mehr *3*

R: kümmert Sie nicht mehr *3* das ist *äh* ** also es ist ** kümmert Sie nicht mehr
P: nhn *3*
R: so wahrscheinlich jetzt, so öh wie Sie auch sagten, äh durch die ganze Zeit in G. und öh * die Kreativtherapie *
P: genau
R: und Kreativ (...) therapie und äh, wenn ich Sie jetzt richtig verstanden habe öh dann auch daß Sie jetzt so * etwas öh * je mehr Sie erzählt haben desto * hm ** leichter * lockerer ist geworden
P: genau
R: * habe ich Sie jetzt richtig
P: (...) ich fühlte mich erst * eine Flasche ** mein Lebens/ ähm Ziel ** öh *4* äh *nicht ** öhm * realisiert war * öhm ** ich wollte nur noch sterben und * das war Schmerz und Trauer * und * jetzt, es gibt neue Hoffnung, neue *3* öh * Talente neue öh Chancen, so * es wird gut sein, ich denk ** meine Zeit kommt noch * wenn auch nicht als Fußballspieler oder als oder als Fernsehheld * sondern als Mensch als * öhm nützlicher Mensch als Vorbild äh in manchen Bereichen * und natürlich ein etwas/ ein/ ein * Dachschaden, etwas Angst, das ist ha * öh, natürlich die ** (Rohen 2016, S. 449)

Anschließend verabschieden sich beide voneinander in einer heiteren, entspannten Stimmung.

Der **Gesprächsverlauf zusammengefasst** zunächst „rausgelockt“ durch **Referenzteile**:

- Der Patient fühlt sich als ‚**Star in der Mannschaft, als Beckenbauer ähnlich, als Beckenbauer**‘:
- (zum **Leben** gehörten **Angst vor Menschen**, **Verzweiflung, Schocks, Füße, Brutalitäten, Männergesellschaft, Hilflosigkeit**).
- Zum Leben als berühmter Fußballer zählten **Politiker, Geldgeber, Journalisten** während des Erfolgs.
- Als der **Erfolg** nachließ war er eine **Flasche**. Das hat er sich „**zu viel zu Herzen genommen**“.
- Das **Leben im Alltag** müsste man **mehr genießen**.

- Das **Leben vor der Klinik**: Er wurde geschwächt.
- Das Leben wurde „**zum Gefängnis**".
- Das **Leben** bestand aus der **Abhängigkeit von der Mannschaft, Geldgebern, Journalisten, niederschmetternde Erfahrung** im Fußball.
- Brutalität in der ganzen **Männergesellschaft.**
- **Sehnsucht nach einer glücklichen Familie**, zur **eigenen Familie**, zur **eigenen Biographie.**
- Gehörte zur **Oberliga**, er hat es nicht geschafft, **Illusion, Zusammenbruch.**

Bis zum Zusammenbruch verlief das Gespräch hauptsächlich durch **Referenzteile**, wie oben aufgezählt: **Star in der Mannschaft, Beckenbauer, Leben, Brutalität, Familie, eigene Familie, eigene Biographie, keine Nationalmannschaft, Oberliga, Amateurmannschaft, Illusion, Zusammenbruch**. Dieser Teil seiner Biographie ergab sich aus der Gesprächsführung durch Referenzteile. **Gelandet in der gemeinsamen Realität löste sich die Spannung**. Anschließend erfolgten Gespräche mit teilweise gleichen Inhalten aber in einer entspannten zweitweise sehr heiteren Stimmung. In diesen Gesprächen erzählte er viel was geschah, durch Prädikationsteile.

4.3 Zusammenfassung der Gespräche[11]

Aus der Analyse der Gespräche in 4.2 ergab sich, dass es trotz der individuellen Dialogweise und unterschiedlicher Themenwahl eine Reihe von Gemeinsamkeiten in den Gesprächen mit den Patienten L., H., T. und M. gibt. Der Patient B., der sich von den anderen Patienten unterschied, wird daher gesondert betrachtet. Es stellte sich heraus, dass die Patienten ihre Themen[12] durch die Gesprächsführung der Referentin fanden, indem

11 Auf die Fehler in der Syntax oder auf die Wortneuschöpfungen (bzw. Neologismen) wurde nicht genauer eingegangen.

12 In den vorliegenden Gesprächen geht es nicht um ‚Themenentfaltung' (S. Brinker 2001, S. 79), sondern darum, dass die Patienten durch das ‚Wiederholen des Referenzteiles' ihre Themen finden.

diese die vermuteten Themen als Referenzteil aufgriffen und wiederholten. Auf die Weise konnten die Patienten ihren Gesprächsfaden weiterführen. So entstand beim Patienten L. das Thema ‚Gott' bzw. , Geist', beim Patienten H. die Themen ‚Widerspruch zwischen Religion und Anthroposophie', ‚Klinik und zu Hause' sowie ‚Ängste nach der Entlassung'. Beim Patienten T. fand sich das ‚Stimmenhören' als Thema, beim Patienten M., dass er sich als ‚Fußballspieler in der Nationalmannschaft von Beckenbauer' fühlte. Alle 4 Patienten stellten ‚ihre Themen' im Laufe der Gespräche polarisierend in Frage und näherten sich durch die gewählte Gesprächsführung zeitweise der gemeinsamen Realität. Der Patient B. unterschied sich in seiner Dialogweise von den anderen vier Patienten darin, dass er kein einziges Mal seine Aussagen polarisierte oder daran zweifelte, ein Erfinder zu sein.

Anders als mit den anderen Patienten wurden daher die Dialoge nicht durch das Wiederholen von Referenzteilen sondern vorwiegend durch das **Wiederholen von Prädikationsteilen** weitergeführt, weil er nur die **Vorgänge referierte wie er um sein Patent betrogen wurde. Anders als in den Gesprächen mit den anderen Patienten entstanden mit ihm weder eine Annäherung an die Realität noch eine entspannte heitere Stimmung.**

Wie in Rohen 2016 festgestellt, waren die Kohärenzbrüche, die vereinzelt auftraten, entweder durch das Gesprächsverhalten der Referentin voraussagbar oder wurden durch das Thema (Lebensproblem) hervorgerufen.

Zusammenfassend kann festgestellt werden, dass die Gespräche durch das Wiederholen des Referenzteiles weitergeführt wurden, wenn es um das Thema ging. Die Wiederholung von Prädikationsteilen wurde vorgenommen, wenn das Gespräch ins Stocken geriet oder wenn der Vorgang im Vordergrund stand. Als Bestätigung der Aussage des Patienten wurden auch die ganzen Sätze wiederholt (vgl. Konstruktionsübernahme in Brinker/Sager 2018, S. 76), was laut der Autoren den Druck verringert (s. auch Affektlogik von L. Ciompi und Kap. 5 der vorliegenden Arbeit).

Als Gewinn der geführten Gespräche entsteht – zusammenfassend gezeigt durch die Beispiele – **durch die Gesprächsführung** eine merkbare **Spannungsreduktion** (s. auch Ciompi 2001b).

5 Zusammenfassung der Ergebnisse

In den vorangehenden Kapiteln wurde gezeigt, dass in der **Struktur der Sprache** selbst und in der **Dialogweise**, die diese berücksichtigt, **Lösungsmöglichkeiten** zu den **Kommunikationsproblemen** mit **Schizophrenen** vorliegen (siehe Vorbemerkung).

5.1 „Roter Faden“ zwischen den Kapiteln

In der Einleitung wurde meine Dialogweise dargestellt. Diese besteht aus dem Wiederholen eines Referenz- oder eines Prädikationsteiles, das auf der Struktur sprachlicher Aussagen gründet.

Durch die ‚Referenz‘ wird mitgeteilt, **worüber** gesprochen wird, durch die **Prädikation** (bzw. die Aussage über die Referenz) **was geschieht**. Das **Benennen** (Referenzteil) wird durch ein Substantiv (Wortart; im Satz Subjekt oder ein Nominalteil der Aussage), das **Tun** (Prädikation) durch das Verb (Wortart; im Satz Verbalteil) ausgedrückt (s. Einleitung).

Meine Gesprächsstrategie wurde in Rohen (2016) entwickelt und detailliert besprochen, was die **Kohärenzdefinition**, ihre **Erweiterung** sowie die **Kohärenzbrüche** betrifft. In der vorliegenden Arbeit wird diese Strategie, basierend auf der **Verschiedenheit der sprachlichen Strukturen**, auf die **Wiederholung von ‚Referenz‘ und ‚Prädikation‘ vertieft**.

Diese auf der Affektlogik von L. Ciompi beruhende Vorgangsweise hat sich im Gespräch mit schizophreniekranken Menschen immer wieder als hilfreich erwiesen. Sie ermöglicht nicht nur eine formale Überbrückung von Gesprächsabbrüchen, sondern schafft auch **Vertrauen durch die ständige, sorgfältige Berücksichtigung der Affekte der Patienten**. Dies folgert aus der Tatsache, dass emotionale Befindlichkeiten nach dem Konzept der Affektlogik das Denken (und) Sprechen nicht nur begleiten, sondern zu einem guten Teil auch richtiggehend leiten (Ciompi 2013, S. 22ff.). Sie **beeinflussen** den **Fokus der Wahrnehmung** und die **Aus-**

wahl von affektkonformen Gesprächsinhalten, steuern das kombinatorische Denken und **bilden das Denkgebäude je nach Affektstimmung** (zu den affektspezifischen Operatorwirkungen zählen Neugier, Angst, Wut, Freude und Trauer).

Zunächst wurden dann Forschungsrichtungen erwähnt, in denen diese ‚Zweiteilung der Struktur der Sprache' erörtert wird. Im **Erstspracherwerb** drückt sie sich darin aus, dass das Kind **Substantive** vor **Verben** zu beherrschen lernt. In der vorliegenden Gesprächsführung wird insofern daran angeknüpft, als der Referenzteil (bestehend aus einem Substantiv) wiederholt wird. Dadurch entstehen sog. **‚Benenndialoge**', wie während des Erstspracherwerbs ‚durch das Nennen der Dinge' mit Substantiv. Außerdem wird durch die wiederholende Gesprächsführung **die verunsicherte Affektlage des Patienten** berücksichtigt und sein **Vertrauen gestärkt**, d. h.; es entsteht **eine vertrauensvolle Beziehung** zwischen den **Patienten** und der **Gesprächspartnerin.**

Im ‚Tagebuch des Babys' (Stern 2013) wird für die innerseelische Entwicklung des Kindes die Wichtigkeit der Bindung zwischen dem Kind und der Bezugsperson für das gesamte weitere Gedeihen des Kindes besprochen (vgl. auch Butzkamm-Butzkamm 2008) und klargemacht, dass die **Bindung an die Bezugsperson** in der frühen Entwicklung des Kindes eine zentrale Rolle spielt (wie auch in den Thesen von L. Ciompi geschildert). Dabei betont D. Stern die **Wichtigkeit des Zusammenspiels** zwischen dem Säugling und der Bezugsperson im Gedeihen und in der Entwicklung. Weiterhin stellt D. Stern fest: „Psychische Verfassungen zu **teilen** oder **eben nicht zu teilen** ist eine sehr wirksame Methode, das **Verhalten einer anderen Person zu formen**" (Stern 2013, S. 93). Nach ihm stecken aber gerade darin große Risiken zu **Fehldeutungen** und zu **Missverständnissen**, die die seelische Entwicklung des Kindes prägen werden. Häufige Fehldeutungen können zu Aggressionen oder Angst führen (s. Kap. 3.1.3, S. 28).

Außerdem betont D. Stern die Gefahren, die in der universalen Fähigkeit eines Kindes steckt, Geschichten zu erzählen (im Alter von 4 Jahren): In der eigenen Geschichte können sich nämlich die **‚gelebte' und die ‚geschilderte' Vergangenheit voneinander unterscheiden**. In diesem Fall hat der Mensch oft im späteren Leben zu kämpfen – auch mit Fremdhilfe – Verschüttetes ans Tageslicht zu bringen.

Dank der innerseelischen Betrachtung von D. Stern (und Butzkamm/Butzkamm), kombiniert mit den Kenntnissen der Affektlogik, erhalten wir hier tiefere Einblicke dazu, wie wichtig **die Bindung zwischen dem Kind und der Bezugsperson** (meistens die Mutter) **ist**. Dadurch wird ebenfalls bestätigt, wie eng **die innerseelische Entwicklung an die Sprachentwicklung** geknüpft ist und welche Störungen und Fehlentwicklungen dabei möglich sind.

In den Thesen der Affektlogik (3. These) betont Ciompi „dass situativ zusammengehörige Gefühle, Wahrnehmungen und Verhaltensweisen sich im Gedächtnis zu funktionellen Einheiten im Sinne von integrierten **Fühl-, Denk- und Verhaltensprogrammen**" (FDV-Programme) verbinden (Ciompi 2013, S. 29ff.). Weiterhin betont er, dass diese sich immer wieder **aktualisieren**, **differenzieren** und auch **gegebenenfalls modifizieren**. Nach ihm entstehen sie in der frühen Kindheit **aus festen persönlichen Bindungen**. Wenn aber **keine Stabilität in den persönlichen Bindungen** herrscht, kann daraus eine **unklare Strukturierung** zwischen **Fühlen, Denken und Verhalten** folgen. In dem Fall entstehen v.a. **keine festen Verbindungen** zwischen **den Kognitionen** und **den Affekten**. Diese sind auch nicht miteinander konform.

Nach Ciompi sind Schizophrene (vermutlich) daher vulnerable Menschen, die **nach kritisch erhöhten emotionalen Spannungen leichter an der Schizophrenie erkranken**. Bei ihnen haben sich **keine festen Verbindungen** zwischen **Fühlen**, **Denken** und **Verhalten** entwickeln können, weil die **Stabilität** in den **frühen persönlichen Bindungen gefehlt hat**.

Nach Ciompi besteht bei Schizophrenen außerdem ein **Defizit im kombinatorischen Denken**. Zudem haben sie Schwierigkeiten in der **Nähe-Distanzregelung** wie auch im **Beantworten von Fragen**. Sie können ihre **eigenen Aussagen nicht in Frage stellen** oder **diese filtern**.

Auf diesem Hintergrund muss durch unsere Vorgehensweise der Patient den Referenz- und Prädikationsteil **nicht selbst zu einer Äußerung verbinden**. Durch die wiederholende Gesprächsführung **wird das kombinatorische Defizit** überbrückt. Durch das **Wiederholen** entsteht **Entspan-**

nung an Stelle von der **Spannung**. Ebenfalls kann der Patient im Verlaufe der Gespräche durch die ‚wiederholende Gesprächsstrategie' **selbst seine Themen finden**. Außerdem zeigt die Referentin dadurch **Interesse** und **Respekt** dem Patienten gegenüber. Es entsteht **Vertrauen** und eine **Bindung** zwischen der **Referentin** und dem **Patienten**. Diese Vorgehensweise wurde in Kapitel 4 anhand von Beispielen gezeigt.

Darin zeigte sich, dass alle vier Patienten (außer der 5. Patient) ihre Aussagen **polarisierten** und im Laufe der Gespräche durch **wachsendes Vertrauen** diese auch in Frage stellten. **Sie näherten sich somit zeit- oder teilweise unserer Realität an**. Es entstand eine **Spannungsreduktion**, die als **Gewinn unserer Gesprächsstrategie** gesehen werden kann.

Im Folgenden wird diese zusammenfassend betrachtet.

5.2 Spannungsreduktion

Nach den Thesen der Affektlogik ist in der Schizophrenie die Verbindung zwischen den Kognitionen und den Affekten in umschriebenen Bereichen in pathologischer Weise zu labil (Ciompi 1999a, S. 225–229). Außerdem liegt nach Ciompis Ansicht – in fallweise unterschiedlicher Wechselwirkung mit inkonsistenten menschlichen Erfahrungen – eine unklare Strukturierung von besonders wichtigen FDV-Programmen vor. Auf dieser Basis kann sich **die emotionale Spannung kritisch erhöhen**. Die zentrale Hypothese der Affektlogik ist, dass **kritisch erhöhte emotionale Spannungen bei vulnerablen Menschen einen sog. nicht linearen Phasensprung oder ein Umschlagen von einer normalen in eine psychotische Verhaltensweise provozieren** (Rohen 2016, S. 18). Durch die Gesprächsstrategie kann diese **emotionale Spannung** schrittweise reduziert werden:

1. Die Gespräche verliefen in einer reizarmen Umgebung in einer **entspannten Atmosphäre** (Forderung an die Umgebung).

2. Die Gesprächspartner der Patienten **beharren nicht** auf ihrem **Weltbild**, sondern **gehen auf die Aussagen des Patienten wiederholend ein**, **ohne** diesen zu **widersprechen** oder diese zu

verneinen. Auf diese Weise zeigen sie **Respekt** gegenüber ihrem Gesprächspartner und seinen Erfahrungen gegenüber (Forderung an den Gesprächspartner).

3. Die Voraussetzungen einer gelungenen Kommunikation werden erfüllt durch die **emotionale Einstimmung und emotionale Ansteckung**. Daraus ergibt sich die **gegenseitige Akzeptanz** als **Fundamentalbotschaft einer gelungenen Kommunikation** (Forderungen an die kommunikative Haltung).

4. Diese **interessierte Gesprächshaltung** drückt sich dann sprachlich in der geschilderten wiederholenden Gesprächsstrategie aus.

5. Das **‚kombinatorische Defizit' im Denken** wird berücksichtigt: Der Patient muss nicht den Referenz- und Prädikationsteil zu einer Äußerung verbinden. Das Gespräch wird durch die wiederholende Strategie weitergeführt. Dadurch kann der Patient an seinen Gesprächsfaden anknüpfen und so im Laufe der Gespräche **seine Themen selbst finden**.

Durch die Gesprächsstrategie wie durch die Gesprächshaltung entsteht **Vertrauen und eine zwischenmenschliche Bindung** zwischen dem Patienten und seiner Gesprächspartnerin (vgl. Ciompi 2015). **Die Kohärenzbrüche können überwunden werden wie in Rohen 2016 gezeigt wird.**

Im Laufe der Gespräche **stellten die Patienten selbst ihre ‚übersteigerten Ideen' zeitweise in Frage. So konnten sie sich teilweise der gemeinsamen Realität nähern, was als Gewinn der Spannungsreduktion durch die Gesprächsstrategie gesehen werden kann.**

5.3 Fazit

Im Laufe der Zeit wurde immer klarer, dass diese Vorgehensweise es nicht nur ermöglicht, Gesprächsabbrüche immer wieder zu überbrücken, sondern auch entspannend wirkt und Vertrauen schafft. Insofern dürfte sie für jedermann, der beruflich mit schizophreniekranken Menschen zu tun hat, insbesondere aber auch für Coaches, Rehabilitationsspezialisten und Psychosenpsychotherapeuten verschiedenster Schulen und nicht zuletzt auch für Angehörige von Psychosekranken von Interesse sein.

Literaturverzeichnis

AUTHALER, I. (1996): *Schizophrenie aus psychologischer Sicht.* Essen.

AUTHALER, I. (2015): *Die Sprache des Schizophrenen. Schizophrenie aus psychologischer Sicht.* Essen.

BANDLER, R./GRINDER, J. (1981): *Metasprache und Psychotherapie, Struktur der Magie I.* Paderborn.

BEAUGRANDE, R.A.DE/DRESSLER, W.U. (1981): *Einführung in die Textlinguistik.* (Konzepte der Sprach- und Literaturwissenschaft 28.) Tübingen.

BLANKENBURG, W. (1976): „Zur Abwandlung der Funktion der Sprache bei Schizophrenen". In: HOFER, G./KISKER, K.P. (Hg.): *Die Sprache des Anderen.* Basel. S. 111–117.

BLANKENBURG, W. (1984): „Störungen von Auffassung und Sprache bei Schizophrenen". In: BOCHNIG, H.J. UND RICHTBERG, W. (Hg.): *Sprache sprechen verstehen.* Frankfurt. S. 104–115.

BLATTMANN, E./HOEFT, B. (1991): „Linguistische Analyse eines Pseudotextes, aufgezeigt an einem Brief eines schizophrenen Patienten". In: KRAUS, A./MUNDT, CHR.: *Schizophrenie und Sprache.* S. 71–83.

BOCK, T./HEINZ, A. (2016): *Psychosen. Ringen um Selbstverständlichkeit.* Köln.

BRINKER, K./CÖLFEN, H./PAPPERT, S. (2018): *Linguistische Textanalyse. Eine Einführung in Grundbegriffe und Methoden.* Berlin.

BRINKER, K. (2001): *Linguistische Textanalyse.* Berlin.

BRINKER, K./SAGER, S.F. (2001): *Linguistische Gesprächsanalyse.* Berlin.

BUTZKAMM, W. UND J. (2008): *Wie Kinder sprechen lernen. Kindliche Entwicklung und die Sprachlichkeit des Menschen.* Tübingen. Basel. 3. Auflage.

CIOMPI, L. (1982): *Affektlogik*, Klett-Cotta. Stuttgart.

CIOMPI, L. (1999a): *Die emotionalen Grundlagen des Denkens: Entwurf einer fraktalen Affektlogik.* Göttingen. 2. Auflage.

CIOMPI, L. (1999b): „Affekte als grundlegende Organisatoren des Denkens – Argumente für die Affekthypothese der Schizophrenie aus der Sicht der fraktalen Affektlogik". In: MACHLEIDT, W./HALTENHOF, H./GARLIPP, P.: *Schizophrenie – eine affektive Erkrankung?* Stuttgart/New York. S. 69–83.

CIOMPI, L. (2001a): „Affektlogik, affektive Kommunikation und Pädagogik. Eine wissenschaftliche Neuorientierung". In: UNTERWEGER, E./ZIMPRICH, V. (Hg.): *Braucht die Schule Psychotherapie? Die Emotionalisierung die Schule von morgen.* Wien. S. 3–17.

CIOMPI, L. (2001b): „Soteria Bern: Konzeptuelle und empirische Grundlagen, Wirkhypothesen". In: CIOMPI, L./HOFFMANN, H./BROCCARD, M.: *Wie wirkt Soteria?* Bern. S. 47–68.

CIOMPI, L. (2013): *Gefühle, Affekte, Affektlogik. Ihr Stellenwert in unserem Menschen- und Weltverständnis.* Wiener Vorlesungen im Rathaus, Band 89. Wien. 3. Auflage.

CIOMPI, L. (2015): "The Key role of emotions in the schizophrenia puzzle." In: *Schizophrenia Bulletin,* At. issue (in print). Oxford.

CIOMPI, L./ENDERT, E. (2011): *Gefühle machen Geschichte. Die Wirkung kollektiver Emotionen – von Hitler bis Obama.* Göttingen.

DIECKMANN, C./DITTMANN, J. (1989): „Eine Fabel als Dialogangebot. Fallstudie zum Problem der Kommunikation mit Schizophrenen". In: ROTH, V.M.: *Kommunikation trotz gestörter Sprache.* Tübingen. S. 169–172.

DIJK, T. VAN (1987): *Textwissenschaft.* Tübingen.

DITTMANN, J. (2002): *Der Spracherwerb des Kindes.* München.

EGGERS, CHR. (1999): „Affektdynamik kindlicher und jugendlicher Psychosen therapeutische Konsequenzen". In: MACHLEIDT, W./HALTENHOF, H./GARLIPP, P.: *Schizophrenie – eine affektive Erkrankung?* Stuttgart/New York. S. 194–203.

FESTINGER, L. (1978): *Theorie der kognitiven Dissonanz.* Bern/Stuttgart/Wien.

FRITTRANG, T. (1999): „Das sozial-emotionale Training in der Behandlung schizophrener Patienten". In: MACHLEIDT, W./HALTENHOF, H./GARLIPP, P.: *Schizophrenie – eine affektive Erkrankung?* Stuttgart/New York. S. 291–299.

FROMMER, J. (1991): „Sprachauffälligkeiten Schizophrener: Historische Wurzeln moderner Forschungsperspektiven". In: KRAUS, A./MUNDT, CHR.: *Schizophrenie und Sprache,* Stuttgart/New York. S. 117–139.

FROMMER, J. (1993): *Schizophrene Inkohärenz als Verständigungsproblem, vergleichende patholinguistische Studien zum Sprachverhalten Schizophrener.* Frankfurt/Main.

GOFFMANN, E. (1972): „On face-work: an analysis of ritual elements in social interaction". In LAUER, J./HUTCHESON, S.: *Communication in face to face interaction.* Middlesex. S. 319–346.

GRAWE, KLAUS (2004): *Neuropsychotherapie*. Göttingen/Bern/Toronto/Seattle/Oxford/Prag.

GROSS, G./HUBER, G./KLOSTERKÖTTER, J./LINZ, M. (1987): *B 517 B5, Bonner Skala für die Beurteilung von Basissymptomen*. Berlin/Heidelberg.

HALLIDAY, M./HASAN, R. (1976): *Cohesion in English*. London.

HELLWIG, P. (1984): „Grundzüge einer Theorie des Textzusammenhangs". In: ROTHKEGEL, A. SANDIG, B.: *Text – Textsorten – Semantik. Linguistischer Modelle und maschinelle Verfahren*. Hamburg. S. 51–79.

HOEFT, B./KRAUS, A. (1991): „Zu den Sprachstörungen Schizophrener". In: KRAUS, A./MUNDT, CHR.: *Schizophrenie und Sprache*. Stuttgart/New York. S. 84–89.

KÄSERMANN, M. L. (1983): „Form und Funktion schizophrener Sprachstörungen". In: *Sprache und Kognition* 3. Bern. S. 132–147.

KÄSERMANN, M. L/FOPPA, K. (1986): „Zur Untersuchung normaler und gestörter Kommunikation". In: *Schweizerische Zeitschrift für Psychologie* 45(3). Bern. S. 165–184.

KÄSERMANN, M. L. (1988): „Schizophrenie: Zwei Umgangsweisen mit einer Beschreibung des Wahnsinns". In: *Zeitschrift für Literaturwissenschaft und Linguistik* 18, Heft 69. S. 21–40.

KELLER, H. (1904): *Die Geschichte meines Lebens*. Stuttgart.

KRAUS, A./MUNDT, CHR. H. (1991): *Schizophrenie und Sprache*. Stuttgart/
New York.

KÜCHENHOFF, J. (1991): „Psychische Abnormität als Störung kommunikativer Kompetenz". In: KRAUS A./MUNDT CHR.: *Schizophrenie und Sprache*. Stuttgart/New York.

LE DOUX, J.E. (2001): *Das Netz der Gefühle*. München.

LE DOUX, J.E. (2002): *Synaptic Self: How our brains become who we are*. New York.

LEMPA, G./HÄBLER VON D./MONTAG, C. (2016): *Psychodynamische Psychotherapie der Schizophrenien. Ein Manual*. Gießen.

LENK, H. E. H./RICHTER-VAPAATALO U. (2015): *„Sie leben nicht vom Verb allein". Valenz und Phraseologieforschung*. Berlin.

LUTZ, L. (1981): *Zum Thema „Thema". Einführung in die Thema-Rhema-Theorie*. Hamburg.

MAHER, B. A./SPITZER M. (1993): „Thought disorders and language behavior in schizophrenia". In: BLANKEN, G./DITTMANN, J./GRIMM, H./MARSHALL, J.-C./WALLESCH, C.-W.: *Linguistic*

Disorders and Pathologies. An International Handbook. Berlin/New York (=HSK, Vol. VIII). S. 522–533.

PETERS, U.H. (1978): „Einführung in die strukturale Psychopathologie". In: *Zeitschrift für klinische Psychologie und Psychotherapie* 26: Göttingen. S. 22.

PETERS, U.H. (1980): „Semiologie der Schizophrenie". In: PETERS, U.H.: *Die Psychologie des 20. Jahrhunderts*. Band X. Zürich. S. 381–396.

PETERS, U.H. (1982): „Schizophrene ‚Missverständnisse' und Zeichenfeldstörungen". In: HEINRICH, K.: *Der Schizophrene außerhalb der Klinik*. Bern.

PIAGET, J. (1996): *Nachahmung, Spiel und Traum. Die Entwicklung der Symbolfunktion beim Kinde*. Stuttgart.

PINKER, S. (1987): "The bootstrapping problem in language acquisition". In: *Mechanism of Languate Acquisition*. Hg. B. Mac Whinney. Hilsdale, N. J.: Lawrence Elbaum Ass, S. 399–441.

ROCHESTER, S.R. (1978): "Are language disorders in acute schizophrenia actually information processing/problems?" In: *Journal of Psychiatric Research* 14. Amsterdam. S. 275–283.

ROHEN, H. (1989): „Ikon-Sätze. Wie fassen Menschen mit schizophrenen Störungen Sätze mit Bild und Wörtern auf?" In: ROTH, V.M.: *Kommunikation trotz gestörter Sprache. Aphasie – Demenz – Schizophrenie*. Tübingen. S. 143–167.

ROHEN, H. (1993): „Gesprächsstrategie mit Schizophrenen". In: *Grazer Linguistische Studien* 39/40. Graz. S. 177–191.

ROHEN, H. (1994): „Wie wirken verschiedene Strategien im Gespräch mit Schizophrenen? Zum Konzept der monologischen Kohärenz". In: *Sprache – Sprechen – Handeln* Band 2. Tübingen. S. 349–354.

ROHEN, H. (1999): „Kohärenzbrüche in Gesprächen mit schizophrenen und ein Versuch zu ihrer Überbrückung". In: *Zeitschrift für Deutsche Sprache*. S. 264–276.

ROHEN, H. (2016): *Gespräche mit Schizophrenen. Kohärenzbrüche und der Versuch ihrer Überbrückung*. Berlin.

ROM, J. (2013): *Schizophrenien: Wissen – Verstehen – Handeln*. Göttingen.

SCHECKER, M./KINDT, H. (1998): *Sprache und Schizophrenie*. Bd. 1. Freiburg.

SCHECKER, M./KINDT, H. (1998): *Sprache und Schizophrenie 1*. Neurolinguistisches Labor. Freiburg. Unter der URL: www.neurolabor.de/work 3htm.

SCHWITALLA, J. (1997): *Gesprochenes Deutsch. Eine Einführung*. Berlin.

STERN, D. N. (2013): *Tagebuch eines Babys. Was ein Kind sieht, spürt, fühlt und denkt*. München.

TAUSCH, R./TAUSCH, A. (1990): *Gesprächspsychotherapie. Hilfreicher Gruppen- und Einzelgespräche in Psychotherapie und alltäglichem Leben*. Göttingen/Toronto/Zürich.

TRESS, W. (unter Mitarbeit von PFAFFENBERGER, U.) (1991): „Die sprachliche Verwendung des Begriffs ‚schizophren' – eine sprachphilosophische und linguistische Untersuchung". In: KRAUS, A./ MUNDT, CHR.: *Sprache und Schizophrenie*. Stuttgart/New York.

VATER, H. (2001): *Einführung in die Textlinguistik. Struktur, Thema und Referenz in Texten*. München.

Danksagung

Für die jahrelange wertvolle und inspirierende Unterstützung meiner Arbeit bin ich Prof. Dr. med. Dr. h.c. Luc Ciompi zu großem Dank verpflichtet.

Bei Frau Diana May-Blaschko möchte ich mich herzlichst für die zuverlässigen Schreibarbeiten bedanken.

Sehr hilfreich waren wieder die Anregungen von Frau Gudrun Novotny und Herrn Wolfgang Weber.

Ein besonderer Dank gilt meinem Mann Dr. Andreas Rohen sowie Frau Marion Pranghofer-Eisele und Frau Jacqueline Polierer vom Praxisteam für ihre unermüdliche Unterstützung.

Und schließlich bedanke ich mich beim Verlag Frank & Timme für das verständnisvolle Begleiten meiner Arbeit.

Helena Rohen, im Januar 2020

Helena Rohen

Gespräche mit Schizophrenen

Kohärenzbrüche und der Versuch ihrer Überbrückung

464 S., kartoniert, ISBN 978-3-7329-0174-6

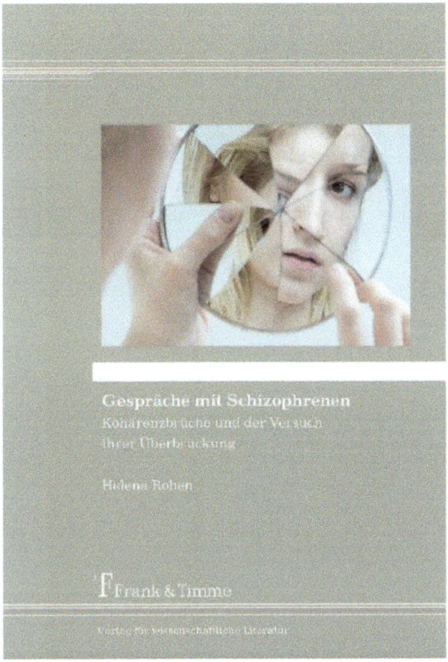

Zum Inhalt

Die Gespräche mit Schizophrenen führen oft in eine Sackgasse mit Gesprächsabbruch, insbesondere wenn es um ‚ihre eigenen Sichtweisen' geht. Der Gesprächspartner hat dann oft das Gefühl, dass sie nicht mit ihm sprechen wollen oder können.

Hier setzt die vorliegende Untersuchung an, unter der Berücksichtigung des Krankheitsverständnisses aus der Sicht der Affektlogik von Luc Ciompi. Durch die Gesprächsstrategie wird der Patient unterstützt, seinen Erzählfaden weiterzuführen. Daraus ergibt sich die Möglichkeit der Überbrückung von Kohärenzbrüchen.